整牙，
自信的
开始

陈忠明 著

C·S K 湖南科学技术出版社

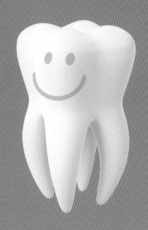

告别口腔疾病，灿烂微笑自然来！

健康+美感一举两得！

做梦都会笑的自信人生，

从齿开始！

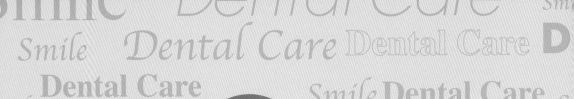

美容教主 牛尔 专业微笑推荐

牙齿与美感，
有着密不可分的关系！

大家好，我是牛尔。

在保养的领域上，我是专家，因此想必许多人对我的第一印象都是：对自己的要求很严格，从头到脚每一处都非常注意。想当然，大家应该也认为我于外观上绝对不会忽略牙齿这块吧！ 然而，这个答案既是"正确"，却也是"错误"的。事实上，因为我从小就非常喜欢吃小吃的关系，对于食物几乎是来者不拒，饮食没有太多忌口，无论是加了大量酱油的食物，或黑咖啡与茶，我有机会就吃，有空就喝，从来没有去思考过这对牙齿是否会有什么影响。久而久之，我的牙齿色泽也渐渐被染色、变黄，一直到自己在意时，已经后悔莫及，没办法靠着勤刷牙就恢复原来洁白的牙齿。

挑对诊所，整对牙齿，我的生活大不同！

我自己是个常需要上电视、出现在各大媒体的人，自从我发现自己的牙齿不够好看以后，每次重新看过去的录像，眼神就会忍不住飘向自己的牙齿，每次上访谈节目时，讲话也越来越小心，就怕开口说话时嘴张得太大，大家都会看到我的牙齿不够完美。牙齿的问题渐渐成了我的梦魇，所以我后来实在忍不住，找了一家诊所，做了牙齿美白的疗程。很可惜，这次牙齿美白效果不彰，而且整个过程又痛又难过，对我来说是个不太好的回忆。从此以后，我就对牙齿美白敬谢不敏，甚至在亲朋好友推荐牙医诊所或牙齿美白产品给我时，都抱持着些微怀疑的态度。

幸好，某次于电视节目录像结束后，认识了玩美牙医诊所的陈忠明医师。我忘记当时我们是如何聊到我牙齿的问题的，但谈了一阵以后，我发现陈医师非常亲切，并提供许多周密的信息，让原本对于看牙感到十分恐惧、对美白心灰意冷的我，渐渐被说服，决定再给我的牙齿一次机会。

录像完后，我便在百忙中抽空前往诊所进行整牙。当然，陈医师也没有令我失望，经过这次的疗程后，我的牙齿彷佛重生了一般！每次照镜子，镜中对着我微笑的不再是牙齿部位略带瑕疵的倒影，而是拥有一口洁白美齿的自己。从此以后，上节目的时候我不必再避东避西，担心自己的牙齿会让人留下不好的印象。我也从此开始将美齿视为整个保养过程非常重要的一环，我想，这也算是一种职业道德吧！既然身为保养专家，不只皮肤要冻龄，牙齿也应该要以最完美的模样呈现给大家才对。

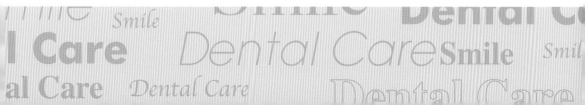

牙齿决定了你的人际关系与第一印象!

因为自己本身就是美容保养工作者，我很清楚，"牙齿"与"美感"间，有着密不可分的关系。大家或许没注意到，但在你与刚认识的人初次见面时，对方的"牙齿"绝对左右着你对他的第一印象! 举例来说，如果你看到一个人皮肤纯白无瑕、双眸炯炯有神、身材凹凸有致，脸部表情却很僵硬，笑不露齿，那你对他的印象会是如何呢? 或许你会觉得他长得很好看，但同时你的心中肯定也会留下"这个人好像不好相处"的印象。但这个人很可能不是故意板着脸，只是他实在不想让你看到他不整齐的牙齿啊!

我周遭就有很多朋友，在面对他人时，常常愁苦着一张脸，不喜欢露出笑容，一开始容易让人误解，以为他们高傲、难以接近，或是烦恼重重、害羞内向，后来才知道，这些朋友其实很可能个性开朗随和，之所以不笑，全都是因为"牙齿不漂亮"的关系。慢慢地，这些朋友也会开始对自己外貌越来越没有自信，甚至无法自在地面对人群，

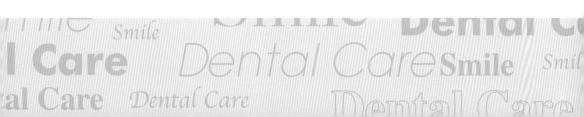

碰到需要讲话、需要多笑的场合，或是需要拍照的场合，都会忍不住想要避开。可见牙齿的影响有多大，居然可以改变一个人的性格呢！

牙齿也决定了你在工作上的专业形象！

牙齿对于人际关系建立的重要性，在这里可见一斑！我认为，不只是在日常生活的交友、交际上，在工作场合，牙齿的美观也很重要。不只是像我这样常出现在公众场合的人而已，其实无论是做什么工作的人，拥有明眸皓齿，都能让形象加分。漂亮的牙齿不但外观让人觉得顺眼，也会让人产生"这个人的自我管理很好，工作上的专业度想必也非常高"的感觉。相反地，如果客户看到你一口大黄牙，或许会觉得"这个人连自己的牙齿都管理不好，大概也没办法把我的案子处理好"。只因为牙齿不够完美，而让工作上来往的对象留下不好的印象，这不是很划不来吗？

牙齿除了对人际关系、专业形象大有影响以外，对人体健康的重要性，就更不容置疑了。大家一定都听过这一句："牙痛不是病，痛起来要人命。"或许你也体会过因蛀牙而生不如死、彻夜难眠的感觉，或因牙周病而这个咬不动、那个啃不了的心情。如果可以，相信任何人一生都不会想要有这样的经验。因此，定期到诊所检查牙齿、定时自我评估平时保养的正确与否、建立正确的牙齿养护方式，绝对是生活中不可或缺的一环。这也是为什么我会推荐这本书的原因，相信这也是陈忠明医师当初会写这本书的初衷吧！

牙齿要健康，就从改变生活方式做起！

自从在陈医师的诊所受过整牙治疗以后，现在的我变得非常注意自己的牙齿状况。说来惭愧，你或许很难相信，我一直到 35 岁才知道正确的刷牙方式，在这之前都是凭着自己的直觉，觉得有刷干净即可。现在则不同，我了解如何正确使用电动牙刷、勤用牙线，也经常使用牙齿矫正患者用的牙间刷来辅助牙齿清洁。吃水果和喝果汁时，也都会比较小心，如果可以，尽量都用吸管来吸果汁，避免让牙齿大范围地接触酸性饮食。如果实在无法避免吃酸性较强的食物，我都会在吃完后立即以清水漱口，以中和酸碱值，有些朋友们注意到我经常随身携带开水，就是这个原因！当然了，喝茶的时候我也会尽量选择比较淡的绿茶，这也都是为了我的牙齿健康着想。

这样的生活方式，可能有人会觉得我很龟毛，我身边也有些亲朋好友会说我这样做超麻烦的。但其实这些都是生活中做得到的小地方，一点都不辛苦，一点都不困难。比起一口好牙坏掉了以后，还要天天跑诊所、花上一大堆的时间修复，事先花一点点的力气预防，不是好得多吗？毕竟牙齿是人体健康的第一道防线，而我身边见过太多的例子是因为没有好好保养牙齿，而导致牙周病，进而引发胃病等种种身体异状，真的很可怕！因此，我一定要叮咛大家，牙齿的问题绝不会只是牙齿的问题，千万不要小看它、千万不能忽视它！

对于美化牙齿感兴趣的你们，我想和你们说：爱美是人的天性，你想让牙齿变美的心情，我绝对能够了解。不过，别因为想变美就贸然到处尝试各种偏方、听信各种谣言。每个人的牙齿状况都不同，对别人的牙齿有效的方式，对你不见得有效。建

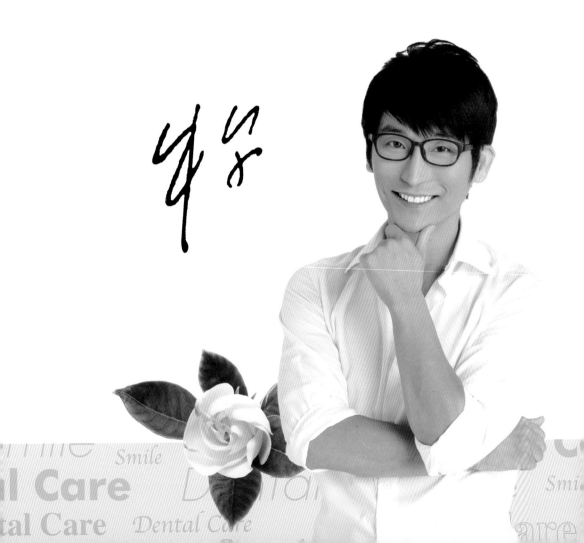

议你一定要先视个人的状况做评断，最好到医院、诊所请专业的医师咨询检查，再决定要做哪种合适的美化治疗，才是整牙的不二法门！

最后，希望大家都能透过改善自己的牙齿，同时改变自己，造就全新的微笑人生！

我就是这样踏上整牙之路！

　　很高兴听说玩美牙医的陈忠明院长要出书了！ 想当年，我也是经过同业的好朋友们：森田和 Grace 介绍，来到玩美牙医请他们帮忙整牙，转眼间也过了一段时间。现在得知院长要出书与更多人分享整牙的好处与相关知识，我一方面替陈院长开心，另一方面也替所有读者觉得开心。因为以前我自己还在犹豫要不要整牙的时候，一直很希望能有一本有系统地介绍整牙的书，让我一次看懂所有和整牙相关的大小事，不用上网慢慢去查，而且查了又不确定自己查到的信息到底对不对。现在有了陈院长这本书，相信大众就不用再像我以前那样迷惘啦！

　　我自己以前其实就曾经戴过牙套，而且还分别矫正了两次，所以我的牙齿排列整齐，不会一开口就一口乱牙。因此，我一直觉得自己的牙齿很 OK，没什么好担心的。但后来开始工作后，因为身为模特儿的关系，我经常需要对着镜头微笑。每次对着镜头露齿笑时，我自己都自信满满，但我却发现厂商与摄影师不太喜欢我露齿大笑的样子，还常常说要换角度、重拍。这让我很惊讶，因为我一直以为我的牙齿没有问题。

　　后来，和厂商与摄影师讨论过后，我才知道原来我的门牙比较大颗，虽然牙齿是排整齐了，但大小比例还是不那么好看。因此，我只能将奔放的笑容收起来，以很矜持的方式在镜头前露出小小的微笑。这样厂商跟摄影师高兴了，可是我自己觉得心里非常难受！ 我想改变这个状况，因为我有做过矫正的经验，所以我知道矫正只能

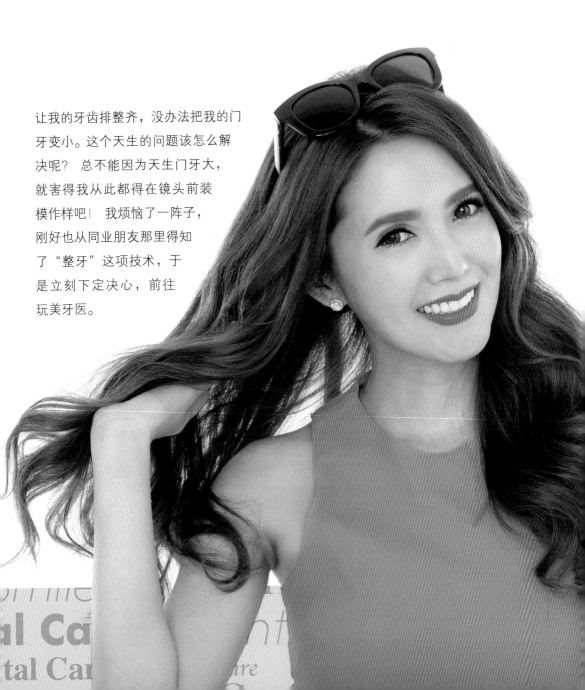

让我的牙齿排整齐，没办法把我的门牙变小。这个天生的问题该怎么解决呢？ 总不能因为天生门牙大，就害得我从此都得在镜头前装模作样吧！ 我烦恼了一阵子，刚好也从同业朋友那里得知了"整牙"这项技术，于是立刻下定决心，前往玩美牙医。

在玩美牙医团队利用整牙技术替我做了牙齿贴片后，我的"大门牙"问题便消失了。牙齿变漂亮之后，无论生活中或工作上，都有了不小的改变。开始有很多厂商希望我在镜头前展现更自然甜美、更开怀的微笑曲线，以前不希望我笑太开的摄影师，现在都跟我说："再笑开一点！露出牙齿最好！"我想，这就是整牙；以及微笑曲线对我来说最大的帮助吧！

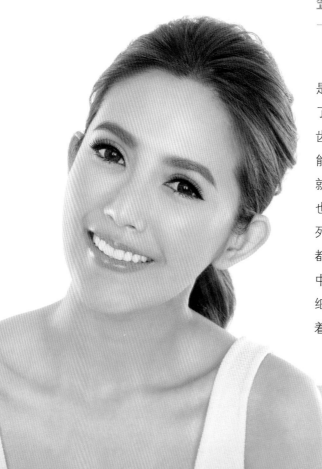

整牙
——十分值得的投资！

听过我的经验以后，大家是不是也开始觉得牙齿美观真的很要紧了呢？我自己从小就特别注意牙齿问题，加上职业的关系，所以更能够深切体会到牙齿的重要性。但就算不是做我们模特儿职业的人，也不能忽略自己的牙齿。无论是齿列、颜色与形状，在人与人接触时都会毫无保留地暴露在别人的视线中！别以为"别人不会看那么仔细"，绝对会的！当对方看到你有着灰黄、暗淡的牙齿，或更甚是一口乱牙时，在心里面的印象就扣分了。这是真的喔！我认为，拥有一口好牙是建立良好人际关系的第一步，所以在牙齿上的投资是十分值得的。

像我，整完牙后也没有松懈，还是持续努力地做牙齿保养。因为我知道，如果因为自己的放纵而造成问题，还反过来去怪牙医师整牙没做好，这是很没道理的观念。我因为小时候就有戴过两次牙套的关系，所以本来就有养成每半年洗牙一次的习惯，每一次去洗，就会先和牙医约好下一次洗牙的时间，也都会随身携带一张写着每次到牙医回诊日期的小卡，提醒自己时间到了就要回去让牙医看看牙。平常我都会定时刷牙，而做了牙齿贴片后，也培养了使用牙线的良好习惯。这样就算没有去看牙医，在平日多多少少还是能达到一些洗牙的功效。如果因为工作或行程等原因，没办法随时刷牙的状况下，也会尽量排出小空档先以牙线清洁，让我的牙齿可以随时保持不受污染，这样才能留给大家良好的第一印象嘛！这可是身为一个模特儿不可或缺的自觉！

整牙——推荐你一起来尝试！

我非常推荐这本关于整牙的书，因为我觉得牙齿在生活上十分重要，不仅仅是美观的问题，也是留给别人第一印象好或坏的重要关键。像我自己就觉得，因为我从小就戴过牙套，牙齿的排列与脸型都不会太难看，之后再搭配整牙来改善牙齿的颜色、大小、牙龈色泽等，相辅相成，于生活中、工作甚至是感情方面，都可以更加如鱼得水。此外，我也可以很得意地告诉大家：我的牙齿很健康、我没有蛀牙！这些都是因为整牙技术加上自己非常勤快的保养，给了我健康的牙齿。美丽是很重要的，健康更是无价喔！

最后，我要在这里也偷偷跟大家称赞一下这本书的作者陈忠明院长。我自己在他诊疗过后的感觉是：院长的技术非常好，而且除了技术团队以外，审美观也是无可比拟。大家在选牙医师的时候，好像很少会考虑到"审美观"这一点吧！ 但在陈医师与玩美技术团队整牙过后，我发现审美观真的很要紧，毕竟要是医师的审美观不好，那整出来的牙齿说不定也会看起来很恐怖，反而越整越不美。还有，我也要称赞陈医师的"医德"。我觉得，审美观可以培养、技术可以练习，可是会为患者着想的那颗心，才是最难得可贵！ 我在玩美整牙的过程中，从来不觉得是在"接受治疗"，不会有那种看医生恐惧的感觉；反而觉得自己是在接受五星级旅馆般无微不至的贴心服务！

你也心动了吗？ 先好好看完这本书，了解一下整牙的大概，相信你或许也很快会迈入整牙一族，拥有超亮眼的一口美齿和崭新的人生！

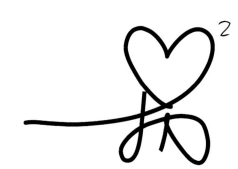

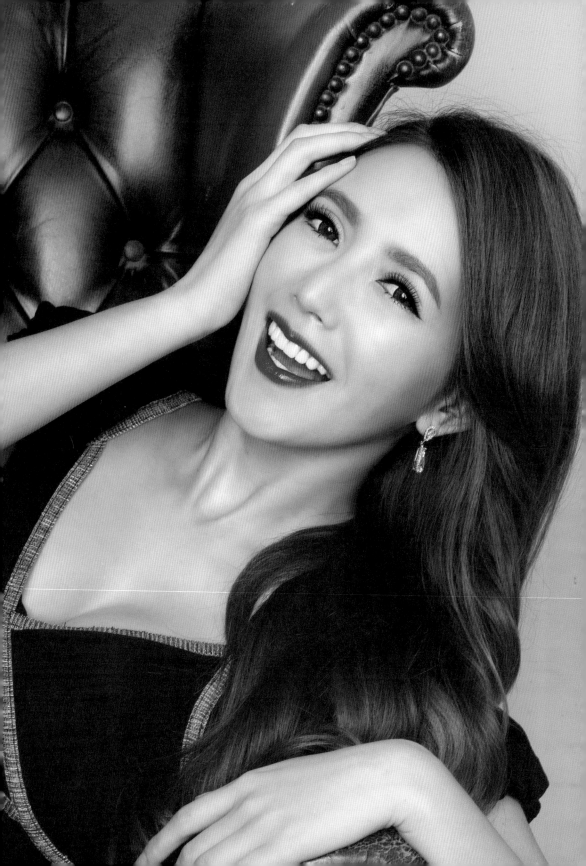

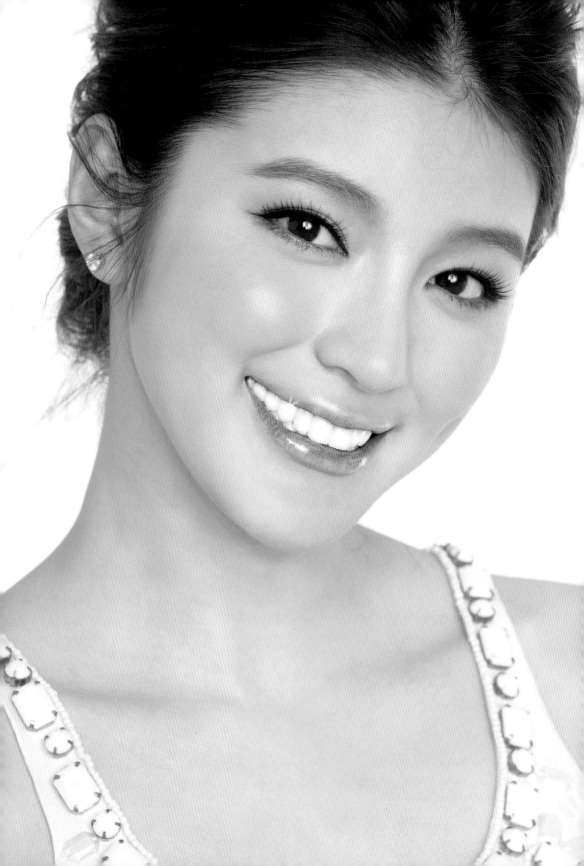

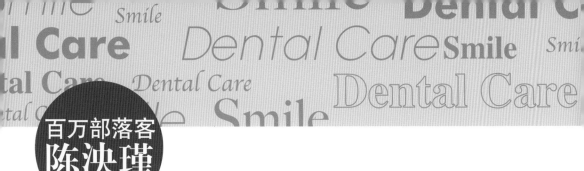

爱美，就要整牙！——我的心路历程

身为一个专业的 Model，在外表的细节上势必要比其他人下更多的心思，这是一种敬业的表现。毕竟，Model 就是应该要赏心悦目，并藉由自己的外形增加消费者对产品的购买欲，而不是让人一看就觉得不舒服，甚至不再看产品第二眼，失去了宣传的效果。

即使在工作以外的时间，我也在自己的外表上下非常多的功夫。这一切都是为了要让别人对我留下良好的第一印象嘛！ 因此，无论是皮肤防晒、保养等的小地方，我都非常注意，也常会和好姊妹切磋钻研各种化妆的方式。然而，虽然在经过自己长久以来的努力之下，我的皮肤能一直维持傲人的样貌，但专注于肌肤保养的我，却一直忘了要关心自己的牙齿。在矫正牙齿之前，我有一点点玉米牙，虽然说不上是太严重，但或多或少都会有一点点困扰。不过，我一直不把自己的牙齿放在心上，从来没有想过要去采取什么实际上的补救行动，只有在拍照的时候才会忽然想起有这件事。因此回顾过去的照片，会发现我的微笑总是带着那么一点不自然的尴尬感，没办法大方、利落地露齿笑。看到这些照片，我总会觉得有点可惜，因为明明是 Model 的我，却显得比别人少了那么些自信心。

因为不想输，所以我选择整牙！

直到有一天，发生了一件事而改变了我的人生！ 我有位同样是模特儿的朋友，去了陈医师的玩美牙医诊所，做了贴片的治疗。结果她本来不算太好看的牙齿，居然变得有如牙膏广告里看到的一样超整齐、超洁白、超完美！ 她从牙医诊所回来以后，还故意讥笑我原本就不整齐的牙齿（我知道她是开玩笑的啦，哈哈）。被她这么一笑，我整个被激怒了！ 我本来就是那种很好胜的个性，从小到大最不喜欢的就是"输"。因此，抱着"绝对不能输给我朋友"的心态，我决定也去玩美牙医诊所找陈医师，看看他是不是真的像我朋友说的这么神通广大，可以解决"牙齿"这个从小到大困扰我许久的麻烦。

到了玩美牙医诊所，经过详细周密的咨询后，医师一开始先建议我做牙齿贴片，于是我便做了上排八颗、下排六颗的牙齿贴片美容。后来，仔细看看前后的改变，觉得成效还不错，于是又决定进一步做牙龈的雷射处理。老实说，以前从来没有想过"牙龈"也可以美容，这次的牙龈雷射真的让我大大改观，这才了解原来我从来没注意过的牙龈也可以变美！

整牙，带给我难以想象的美好！

美容疗程结束后，我的牙齿大小、形状都变得"刚刚好"，漂亮先不说，竟意外地让我看起来更有气质！ 我之前真的没想过，原来"牙齿"和"气质"会有这么大的关联。那天回到家，我一直站在镜子前细看，越看越满意，因为以前的我可是从来没有想过原来我的牙齿可以变身到这种程度，真的很不敢相信！当然，我过去在照片中那些超尴尬的微笑也就从此消失了。现在的我能够在人群前、镜头前大大方方地露齿笑，连比较熟的摄影师都会夸我说笑起来比以前自然，"好拍"多了。对我来说，这些都是以前连做梦也没有想过会发生在我身上的事情！因为效果真的很好，于是最后我又请陈医师替我在上排牙齿做全瓷冠的治疗。从此以后，我不再像以前一样没有自信。原来改变这么一点小地方就能改变我对自己的观感、面对他人的态度，甚至也改变了我整个人生！一点也不夸张！

在这里我一定要感谢陈医师和玩美技术团队，如果没有陈医师的帮忙，今天的我也许还是以前那个看着镜头就满是尴尬，无论怎么笑都显得僵硬生涩的半吊子模特儿吧！特别是陈医师为病患贴心的问诊，以及量身打造、兼具"实用"与"美感"的设计，完全不会给病患有"自

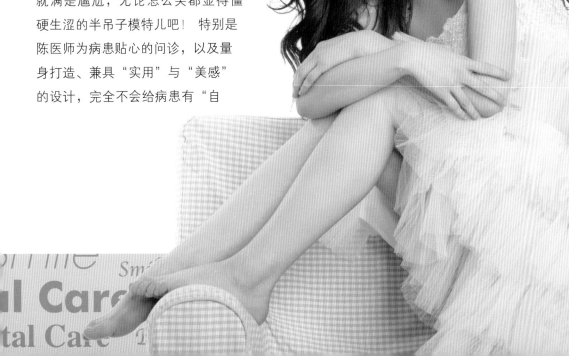

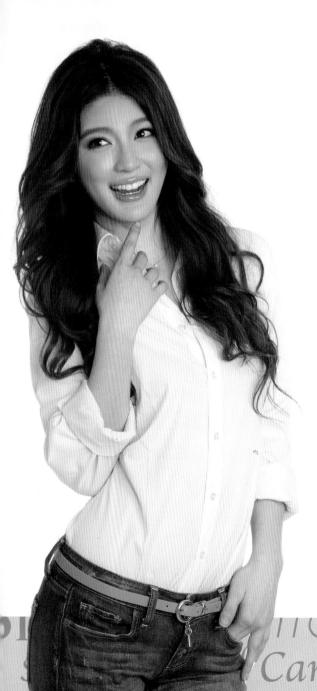

己正在看病"的压力，与我过去看牙医每次都吓得半死、坐上手术椅彷佛上刑台的经验完全不同。举例来说，我记得陈医师在替我咨询时有特别提到：不同的牙齿大小、形状与排列，可以让整个人的"质感"显得不同。例如平整的排列方式，看来会比较老练、沉稳；门牙的比例稍大一些，则会显得较活泼、年轻。仔细想想，好像真的是这样！ 我以前从来没想过这个问题，都以为只要没有又黑又乱又蛀就好了，你们是不是也一样呢？ 有没有觉得大开眼界呢？

医师的用心加上我的努力＝美丽的牙齿！

正是陈医师这样充满耐心又深入浅出的解说，才让我觉得可以很放心地信任他，请他为我量身打造专属于我的完美牙齿！ 因为陈医师的关系，我开启了我的第二人生，得到完美笑容的金三角，不只在工作上能有所帮助（模特儿就是要有美美的微笑嘛），也让周遭的朋友开始赞赏我"变得好有气质"。从前的我，对牙齿并不会特别在乎，但自从自己整过牙以后，接受这么多亲朋好友的赞赏，我实在不得不承认，一两颗看似不起眼、小小的牙齿，的确就能左右他人对你的观感。因此，千万不要小看它！

现在的我，会固定每三个月或者半年就回诊所抛光，因为全瓷冠的牙齿不会出现太大的问题，也不需要太频繁地回诊。每次的回诊，主要都是为了要同时检查一下其他真牙的状况，看看是否有结石或蛀牙的情形。如果医师发现我刷牙的方式有点不对，例如哪里刷太用力，或哪里刷不到，都会细心地叮咛我回去该注意的地方。于是，就算是我没去诊所的时候，也把医师的叮嘱牢记在心，平时在吃东西后，都会使用牙线做清洁，和以前连刷牙步骤都不懂的我相比起来，真的是很大的进步呢！

真的很感谢陈医师对我牙齿的用心，让我可以遇见一个焕然一新的自己！ 希望这本书能够作为与我相同、想要改变自己的你们的参考。自信＋外观＋健康，改变自己，原来从牙齿着手就可以！

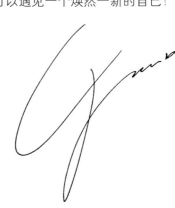

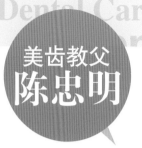

你（我），还能为你的牙齿做些什么？

我遇过许多患者，在最近医学美容盛行、微整形与整形的风潮推动下，糊里胡涂地去做了一大堆脸部整形，结果脸型依旧怪怪的，到头来才发现是牙齿出了问题，连带影响脸部结构。我也曾遇过许多在别的诊所做过牙齿治疗，结果不甚理想，对整牙满是失望与恐惧的患者。他们因为有过失败的经验，总会觉得"不敢再尝试整牙"，都是好不容易才重新鼓起勇气，来到诊所找我们求助。看到他们整牙失败，或整形效果不彰的范例，每每让我替患者感到不舍与可惜。如果一开始就选择正确的整牙方式，便不用动这么多没有意义的刀、受这些无谓的折磨了！

选对正确的整牙方式，到底有哪些好处？其实，我们常告诉患者，牙齿如同建筑物，要先把健康稳住、根基扎好，接下来才能布置与装潢，否则房子布置得再美，如果一下就垮了，那也是白搭。那么，假如根基一开始就没有扎好，该怎么办呢？到底要不要进行"老屋换新"呢？还是干脆打掉重盖呢？这都需要非常专业的牙医师审慎地进行整体评估，才不会头痛医头、脚痛医脚，浪费了患者的荷包与宝贵时间，甚至还间接影响了患者牙齿的健康。因此，我们秉持着不只是针对单颗牙处理，而是以整体为考虑，"造一口牙"的概念，为患者服务。毕竟健康不能重来，美丽不能冒险啊！

有些患者会问我："矫正不就够了吗？为什么还要整牙？"这是个好问题！其实，许多人可能不知道，矫正的功能只是将牙齿移到正确的位置上，让牙齿排列整齐，

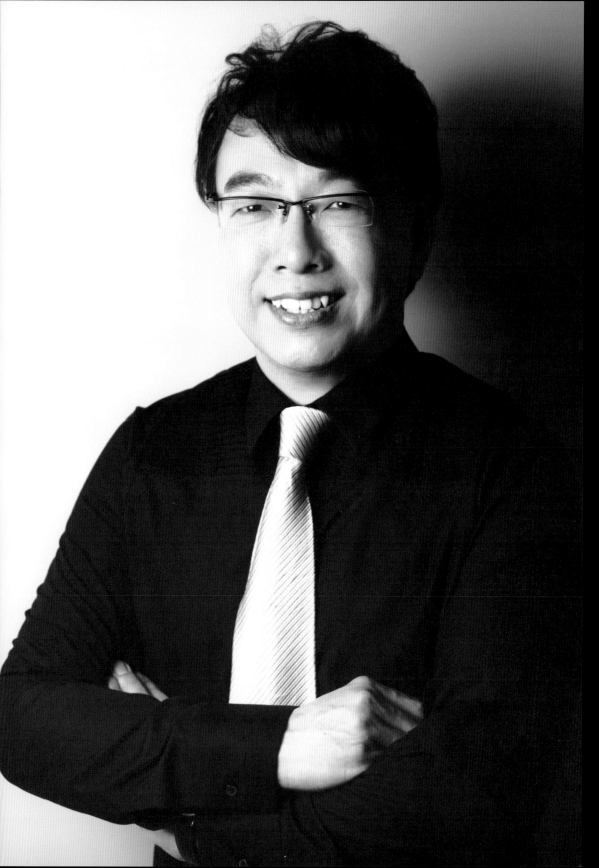

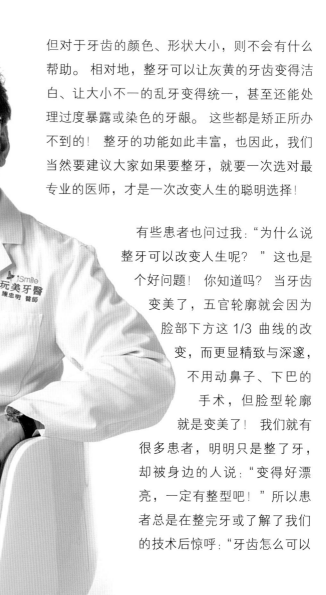

但对于牙齿的颜色、形状大小，则不会有什么帮助。相对地，整牙可以让灰黄的牙齿变得洁白、让大小不一的乱牙变得统一，甚至还能处理过度暴露或染色的牙龈。这些都是矫正所办不到的！整牙的功能如此丰富，也因此，我们当然要建议大家如果要整牙，就要一次选对最专业的医师，才是一次改变人生的聪明选择！

有些患者也问过我："为什么说整牙可以改变人生呢？"这也是个好问题！你知道吗？当牙齿变美了，五官轮廓就会因为脸部下方这 1/3 曲线的改变，而更显精致与深邃，不用动鼻子、下巴的手术，但脸型轮廓就是变美了！我们就有很多患者，明明只是整了牙，却被身边的人说："变得好漂亮，一定有整型吧！"所以患者总是在整完牙或了解了我们的技术后惊呼："牙齿怎么可以让人改变这么大！"所以对我而言，整牙不单是整理牙齿，还有微整下 1/3 脸部轮廓的美感考虑与坚持。

是不是很神奇呢？我认为这就像是美姿美仪的概念！在生活质量到达了一定的水平时，你整个人一举一动的小细节就会自然地变得优雅，让你的气质从头到脚、由内而外地显现，谁都能看出你的过人气质与品味。这可是其他人怎样装也装不来的！也难怪古人会形容美人"明眸皓齿"，因为明眸皓齿的人，看起来就是有质感、就是有灵气！即使现代人对美的追求无远弗届，但是真正的美，就是不能失了魂。复制的美，太平凡无味，我们想要给你的是独一无二、专属你的微笑魅力！

在这个注重个人魅力的年代，越来越多的人在意与关注的，就是你这一抹自信的微笑。而我出这本书的目的，就是希望用浅显易懂的文字与案例图像让你清楚明了自己还能为自己的牙齿尽哪些心力，甚至在忙碌之余，也能轻松、随时 DIY，保养你的青春本钱——牙齿。能够不经意漾开灿烂微笑，没有顾忌与犹豫，这就是玩美牙医团队想让你拥有的优雅、自信！

牙齿 UP，你的健康线、青春线就会 UP！
微笑 UP，你的事业线、桃花线也会 UP！
人生可以开始改变，美丽值得你去追求！
让"整牙"成为你所有美好改变的开始吧！

陈忠明

Contents

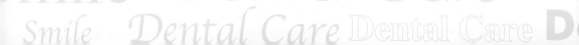

Part 3 天生好牙一口咬定
——整牙前、整牙后都能做的5招牙齿保养术！

家家有本难念的牙齿经

—整牙矫正 Q&A 全收录，原来你的牙齿也有同样的问题？

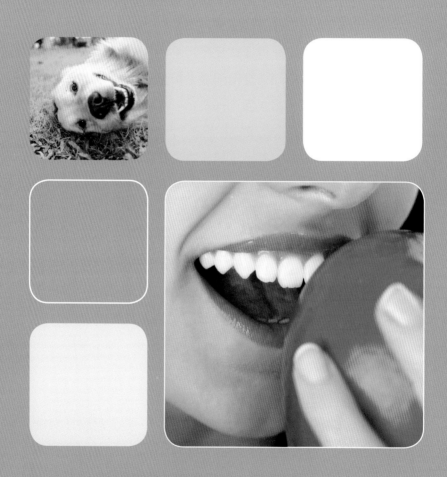

Part 1

牙齿若不好，
人生就是黑白的
——让我的美好人生以牙还牙，
加倍奉还！

1. 我的牙齿还堪用，也需要整牙吗？

"缺牙反正就是少几颗牙齿，讲话漏风也很可爱啊。"

"牙齿有一点点不整齐没关系啦，反正只要不开口，我还是个美女。"

"咬合有一点点不正，不是什么严重的问题，不需要砸重金看医生吧。"

这些观念，你有吗？你身边的人有吗？说到身体健康，大家总是担心着自己的心、肝、脾、肺、肾，却很少有人想到，原来牙齿和我们的健康才是真正大有关系！没有健康的牙齿，你的消化系统也会不好；没有健康的牙齿，甚至连性能力都……

"什么？性能力也会影响？"

是的，开始紧张了吧！这一篇就为你细说牙齿对健康的重要性，让你了解：宝贝身体，就要从宝贝牙齿做起！

Ⓐ 对缺牙视而不见，胃病（消化系统的疾病）就会找上你！

牙齿不好，为什么消化系统也会跟着不好？仔细想想，其实这很简单很直接：食物进入身体里面，还没进入消化系统前，第一个关卡就是要经过牙齿，而牙齿扮演的是"研磨食物"这个重要的角色。

食物经过分解，被肠胃吸收，需要一定的时间。如果没有经过门牙的切断、虎牙的撕裂、臼齿的磨碎这些动作，肠胃就需要更辛苦地分解与吸收食物，负担非常大。

每颗牙齿都有自己专属的任务：

门牙负责切断、虎牙负责撕裂、臼齿负责磨碎。

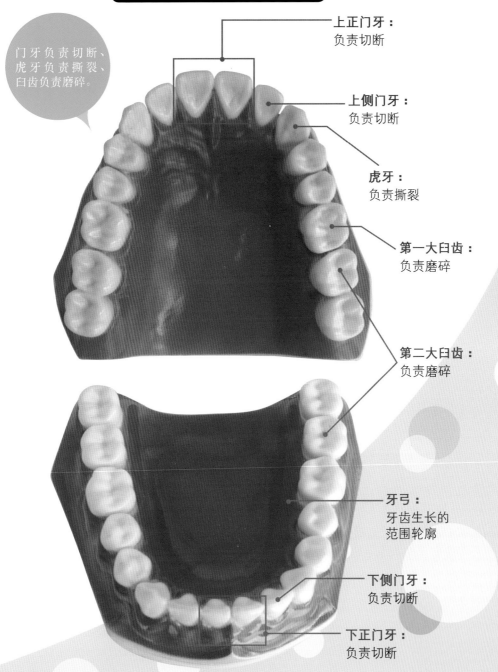

上正门牙：
负责切断

上侧门牙：
负责切断

虎牙：
负责撕裂

第一大臼齿：
负责磨碎

第二大臼齿：
负责磨碎

牙弓：
牙齿生长的
范围轮廓

下侧门牙：
负责切断

下正门牙：
负责切断

　　一旦肠胃的负担一直很重，经年累月之下，就可能导致胃酸分泌过多，甚至消化极度不良等问题，最终消化系统就会渐渐出问题。牙齿对消化系统的影响，可见一斑吧！

　　这时就有人要问了："是没错，牙齿没办法把食物弄碎的确会让肠胃不好，但如果我只缺一颗牙，还是可以把食物弄碎啊！这不需要治疗吧？"但其实事情没有你想的这么简单！咀嚼运动中，牙齿需要上跟下互相对应，进行研磨，不只是上上下下移动夹断东西而已。为了能够进行"研磨"的动作，把食物搅碎，需要一定的力道，每一颗牙齿都必须同心协力才能做到。前面也提到了，门牙用来切断、虎牙用来撕裂、臼齿用来磨碎，所以如果少了一颗虎牙，撕裂食物就变得比较困难；少了一颗门牙，切断食物的动作就无法完全。再加上所有牙齿必须出一定的力量来研磨食物，如果缺一颗牙齿，旁边的牙齿就需要分担它的力量，也难怪久而久之就会有骨牌效应，让缺牙部位附近的牙齿都往旁边歪斜。日积月累之下，问题已经不再是"缺一颗牙"而已，而是其他的牙齿也跟着移位、败坏，当然负担也会愈来愈大了。

 专家来告诉你

Q：牙齿若没能好好分解食物，肠胃就会愈来愈不健康？

A：通常2~3个小时内，胃就会吸收养分完毕，食物接着进入大肠、小肠。如果牙齿没办法好好分解食物，胃部就需要花比较多的时间吸收，而食物停留在胃部的时间就会更久。食物停留在胃部的时间愈久，产生的胃酸、腐坏的细菌就会愈多，胃肠道也就愈来愈不健康。

Ⓑ 天啊！牙周病不解决还会造成性功能障碍？

"怎么想，都想不出牙齿和性功能到底有什么关系......"

的确，这是很合理的一个疑问。但大家不知道的是，牙周病的细菌非常特别，有300多种，让它在身体里向下跑的话，会对心脏、血管部分造成影响，可能堆积造成血管壁增厚、间接引起血栓，甚至造成心内膜炎、早产等问题；最近就有位25岁女性患者，因为智齿周围发炎而去拔智齿，却因此被牙周病的细菌感染，导致心内膜炎，紧急做了心脏手术后，才抢救回生命！如果细菌往上跑到脑部，可能还会造成脑卒中、脑脓肿！

那这又和生殖器官有什么关系？是的，我们的生殖系统也是有血管的，细菌若影响到血管、破坏血管中的细胞，也有可能会影响生殖器官。尤其男性的生殖器布满非常细微的血管，平均外径只有1～2毫米，比起脑血管动脉、颈动脉等都小了很多，是细菌最容易侵犯的大小，如果细胞被破坏了，影响阴茎的供血，对生殖器就会有非常直接且明显的影响。目前已经有许多数据证实牙周病的细胞素确实能够影响性功能，台北医学大学卫生保健管理学院林恒庆教授，就曾研究追踪3.3万名患勃起功能障碍的男性，发现有性功能障碍的人，有牙周病的比例也偏高，且在30岁以下的年轻男性与70岁以上的男性中，这种关联性更大。北京中医药大学东直门医院男科医师王彬甚至指出，血管出现问题，最早的信号可能就是性功能障碍。

当然，牙周病除了在生理上会对血管与细胞造成影响，间接让生殖器跟着受害，在心理层面也对性功能不利。这是因为有牙周病的人，口腔味道一定很不好，在发生性行为时，可能一不小心就导致对方因气味问题而兴致全失，也影响到患者的自信心。

> 牙周病就是牙周病菌在牙周囊袋内滋生内毒素，造成牙周组织发炎及破坏！

牙周病是什么？

　　台湾人患牙周病的概率相当大，可以说有 90% 的人都有严重程度不等的牙周问题，症状有刷牙流血、牙龈肿胀或萎缩、牙齿摇动、口臭等。牙齿和牙龈之间的缝，其实有个小小的口袋称为"牙周囊袋"，并非密不透风，所以吃东西的时候，食物很容易就卡在那个地方。我们吃完东西要使用牙线，就是为了把卡住的食物从牙周囊袋那边清出来。只要有食物卡在口腔超过约 30 分钟，就有可能滋生一些细菌，并与食物残渣结合、堆积在牙齿表面形成"牙菌斑"，也就是有时候在牙齿上会抠到的一些黄黄的东西。而这些牙菌斑如果没有清洁掉的话，就会钙化变成结石。建议大家每半年要去牙医定期检查洁牙一次，把这些结石清掉。

　　如果结石不清掉呢？其实结石里面含有非常多的细菌，也就是牙周病菌。这些牙周病菌在口腔中待得愈久，牙周囊袋就会愈深，渐渐地深到无法清洁的地步，无论刷牙或牙线都已经碰不到这个范围了。这时，细菌会继续跑到我们的齿

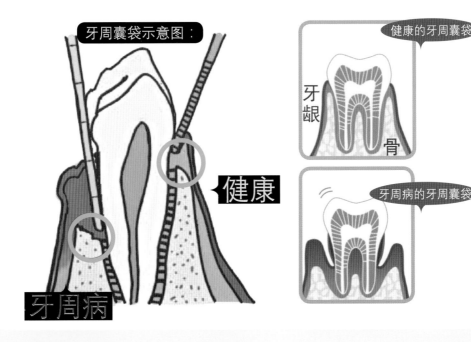

牙周囊袋示意图：

健康

牙周病

健康的牙周囊袋

牙龈　骨

牙周病的牙周囊袋

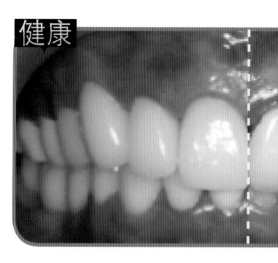

健康　牙周病

右半边是患了牙周病的牙齿，不但发黄发黑，而且排列也不整齐。对照左半边的健康牙齿，相信很容易看出牙周病的恐怖！

槽骨跟囊袋下，造成发炎。更可怕的是它还会侵蚀牙床的骨头，所以牙周病的患者常是牙齿整颗形状非常完好，却开始松动摇晃，然后一整颗掉下来。为什么？正是因为牙周病菌吃了齿槽骨，把"地基"掏空了。也难怪牙周病会被称为"牙齿的癌症"！

许多人会将牙周病与蛀牙搞混，但它们之间其实有非常根本的差别：蛀牙侵蚀的是牙齿本身，所以会造成神经痛，感觉很明显。牙周病的细菌侵蚀的则很可能不是牙齿本身，而是牙龈或齿槽骨等部分。它的状况又分成几个阶段：一开始很可能只是牙龈发炎、刷牙时稍微出血，征兆不明显，常常会被我们误认为火气大而置之不理；接下来的几个阶段中，结石的位置还会愈来愈深，恶性循环之下，囊袋愈来愈深、累积的东西愈来愈多。

牙周病（牙龈萎缩示意图）

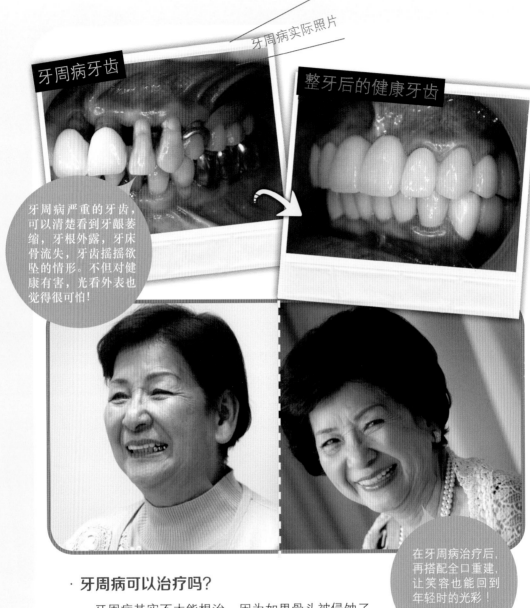

牙周病实际照片

牙周病牙齿

整牙后的健康牙齿

牙周病严重的牙齿，可以清楚看到牙龈萎缩，牙根外露，牙床骨流失，牙齿摇摇欲坠的情形。不但对健康有害，光看外表也觉得很可怕！

在牙周病治疗后，再搭配全口重建，让笑容也能回到年轻时的光彩！

· 牙周病可以治疗吗？

　　牙周病其实不太能根治，因为如果骨头被侵蚀了，是不太可能又长出来的。但如果有做治疗，至少可以让它维持在当下的状况，不再恶化。如果齿槽骨已经被细菌侵蚀，也可透过治疗让被侵蚀的部分维持在一定的深度。因此，我们会建议大家最好趁还没有牙周病的时候，先多用牙线清洁来预防，并每半年检查、洗牙把结石弄掉。不然等到得了牙周病，就无法恢复原状了！

已经有牙周病的患者，要如何做治疗让牙周病不再恶化呢？建议每三个月进牙科诊所洗牙、弄掉结石，并追踪检查；也可请牙科医师用刮除的方式将细菌刮掉，尤其是侵蚀较深者。而近年来也发展出了使用雷射保养维护的方式，用远红外线治疗程度较轻微的牙周病。

那么因为牙周病而撑大的囊袋，还有可能恢复原状吗？根据我们临床的观察，如果勤加清洁，大概可以恢复 30%，因为牙龈有胶原、有一定的弹性。但这个弹性还是有限度，没办法完全恢复原来的样子。

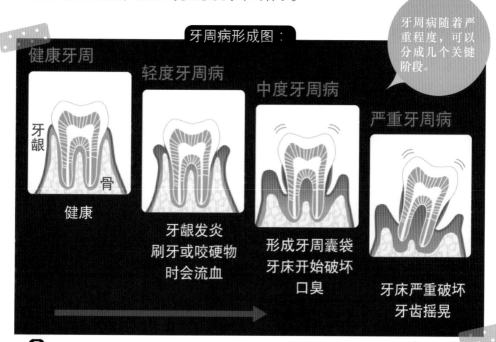

牙周病随着严重程度，可以分成几个关键阶段。

牙周病形成图：

健康牙周

牙龈　骨

健康

轻度牙周病

牙龈发炎
刷牙或咬硬物
时会流血

中度牙周病

形成牙周囊袋
牙床开始破坏
口臭

严重牙周病

牙床严重破坏
牙齿摇晃

iSmile 此图为玩美牙医提供。

ⓒ 我的敏感性牙齿竟然与长期磨牙有关系！

磨牙到底有哪些害处？

　　许多人都有磨牙的问题，尤其在晚上睡着不自知的时候。夜间磨牙是因为中枢神经系统的部分脑细胞不正常兴奋，导致三叉神经让咀嚼肌持续收缩，牙齿跟着嘎嘎作响。换牙期的儿童（6～13岁）为了适应上下牙齿磨合，会磨牙算是正常，也不用太担心，因为脸部肌肉还不够发达，再怎么用力磨影响也很小。但如果已经过了换牙期，就需要进一步了解原因并改善。

　　我们常说的"磨牙"其实包含3种类型:

1.磨牙型: 常在夜间入睡以后磨牙，也就是人们常说的"夜磨牙"。患者会在睡眠中磨牙或咬紧牙，常伴有"咯吱咯吱"的声音，患者本人搞不好根本不知道，要等到影响到他人（如配偶），被别人告知才知道自己有这个习惯。

2.紧咬型: 并非在睡眠中，而是在清醒、注意力集中时，会不自觉地将牙咬紧，但没有上下牙磨动的现象。

3.混合型: (1)和(2)都有，睡眠中磨牙，清醒时咬牙。

　　别以为磨牙除了晚上打扰到枕边人以外没什么关系！磨牙虽然暂时不会感觉到什么痛苦，但其实不是个健康的现象。研究发现，磨牙时并不会只有牙齿用力咬，而是全身都会跟着动，只是唯有磨牙的声音被听到。当牙齿开始咬起来，其实手脚肌肉也跟着紧绷抽动、呼吸心跳加快、血压上升，而且脑波呈现清醒时的波形，并非睡着的波形。

不但如此，磨牙还会造成"敏感性牙齿"。这是因为夜间磨牙的力量比白天使劲用力咬的力量还多出好几倍，再加上中间没有食物与唾液作为缓和与滑润，这种"干磨"甚至可以达到每平方厘米 100～150 千克的压力，就好像拿两个石头对磨一样，对牙齿的损耗远大于嚼槟榔。如果夜夜"咬牙切齿"，牙齿外面那层白色、亮亮的牙釉质容易被磨掉，牙齿失去保护，露出里面黄色的牙本质，让你的牙齿变成又平又短的黄板牙。

一旦牙本质暴露在外，牙齿就会变得敏感。因为牙本质接近神经，一吃冷、热、酸、甜的东西，就会不舒服！当牙齿的形状改变，如果被磨得尖锐，也会伤到舌头与牙龈。不仅如此，磨牙的时候由于下巴肌肉用力磨动，隔天早上醒来，不但肌肉会又钝又疼，下巴的颞颌关节还可能会发出喀嚓喀嚓的声响、嘴巴难以张开。持续下去，可能造成咀嚼肌功能亢进、痉挛、疲乏等，如果磨得厉害，甚至会改变脸形！这是因为下巴肌肉被锻练得发达，会鼓起来，变成像本垒板的方形脸，很恐怖。更恐怖的是如果只磨一边，会变成一边脸大一边脸小，不对称，看起来也会比较老。

受到影响的部位还不只是牙齿与脸部！这些症状持续下去，还会间接引发头痛、脖子痛、损害听力和味觉，并影响睡眠质量，造成肠胃失调、营养不均等现象。可见只不过是小小一颗磨牙，居然全身上下都会受影响，怎么能轻忽呢？

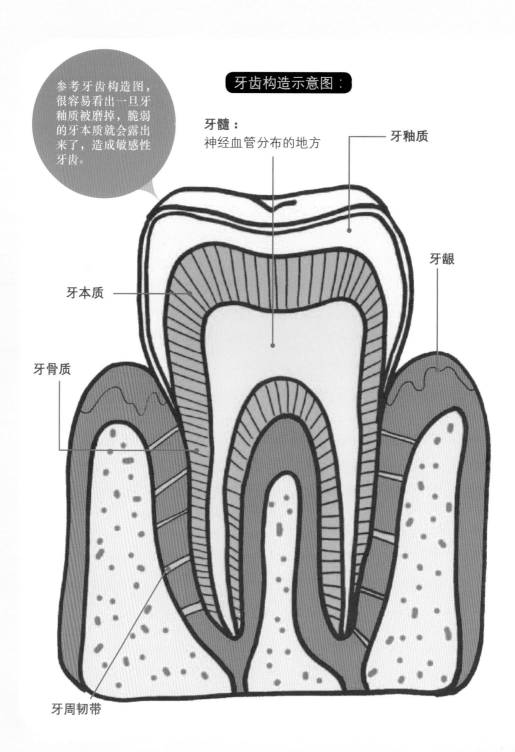

参考牙齿构造图，很容易看出一旦牙釉质被磨掉，脆弱的牙本质就会露出来了，造成敏感性牙齿。

牙齿构造示意图：

牙髓：
神经血管分布的地方

牙釉质

牙龈

牙本质

牙骨质

牙周韧带

1. 牙釉质： 钙化程度最高，主要是由钙质和磷所形成，是全身上下最硬的构造。若蛀牙达此层，以后绝对不会再生。

2. 牙本质： 又称象牙质，钙化程度不如牙釉质来得高，若蛀牙达此层，则遇冷热开始会感到酸痛，也就是所谓的敏感性牙齿。

3. 牙髓腔： 内含血管、神经 …… 等构造，具供给牙齿养分的功能，若蛀牙深及此层，则会感到剧烈疼痛。

4. 牙龈： 即牙肉。正常的牙龈是呈粉红色，坚硬紧致而有弹性，并在牙齿的齿颈部呈刀缘般紧密附着。老年人的牙龈则会随着年龄逐渐萎缩，而将齿头部甚而牙根露出，由于根部的敏感会感到酸痛。贫血的患者，他的牙龈会呈现苍白的色泽。

5. 齿槽骨： 由胶质、矿物质、纤维蛋白和基质所组成。齿槽骨必须与牙齿共亡存，若牙齿脱落后，它就会发生吸收的现象，逐渐消失。若有牙髓疾病或者牙周病者，齿槽骨则会被破坏。一般来说，受张力的地方会有骨头的再形成，受压力的地方骨头会发生吸收现象，故矫正牙齿就是利用这个道理来矫治移动牙齿。

6. 牙周韧带： 牙周韧带是位于牙根与齿槽骨之间的部分，它是种极富弹性的结缔组织纤维，包围于牙根之牙骨质，并与牙龈及齿槽骨相连接，有稳固牙齿的作用。当牙髓坏死时，细菌会经由根尖孔向外扩散，首先波及的是牙周韧带，牙周韧带被细菌感染而发炎成为牙周韧带炎，此时患者会觉得牙齿"浮浮的"，咬到时会感到疼痛。

怎么避免磨牙？

看过磨牙有多可怕以后，大家一定都会想知道是否有避免磨牙的办法。专业的医师整理出以下几种：

❶ 睡前 60~90 分钟，避免剧烈运动、神经兴奋。

❷ 睡前避免兴奋性饮料，如咖啡、可乐、茶等含咖啡因饮品。

❸ 戒烟，因为香烟中的尼古丁会刺激神经兴奋。

❹ 学习放松身体。特别是在入睡前，可以泡泡热水澡、多做深呼吸、冥想或瑜伽。

❺ 每周至少有一次良好完整的睡眠。就算因为工作轮班或家中有婴幼儿要照顾，也要尽量每周排出一个晚上让自己有充足的睡眠。

❻ 营造良好的睡眠环境。避免睡觉时受外界刺激，引发大脑兴奋。

如果磨牙的程度已经无法靠着这些方式改善，并严重干扰他人的睡眠，或起床时发现下巴、颞颌关节、头颈部肌肉不适、牙齿不舒服，就需要找牙科医师检查确认是不是磨牙造成的。医师若判断需要治疗，就会制作咬合板来缓冲磨牙时的力道，直接阻断牙齿相互间的磨耗。若这样还不够，医师可能也会建议你以咬合调整全口重建的方式来减少磨牙后造成的肌肉不适。利用全口重建恢复牙齿正确的咬合状态，也能修复磨耗的牙釉质，减少敏感状况。

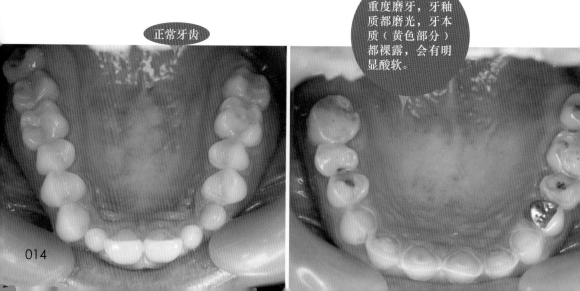

正常牙齿

重度磨牙，牙釉质都磨光，牙本质（黄色部分）都裸露，会有明显酸软。

　　难道磨牙没办法根治吗？现在其实还没办法判断许多人磨牙的确切原因。虽然精神压力大可能是一个因素，但在情绪紧张时，本来就会磨牙的患者会磨得比较凶，本来不会磨牙的人却一样还是不会磨，可见并非只要有情绪压力就会造成磨牙。至于为什么脑部会突然兴奋引发磨牙？现在还找不出解答，所以目前只能通过药物（肌肉松弛药、止痛药）、咬合板、生理回馈器、咀嚼肌注射肉毒杆菌素等治疗，把磨牙的伤害降到最低。

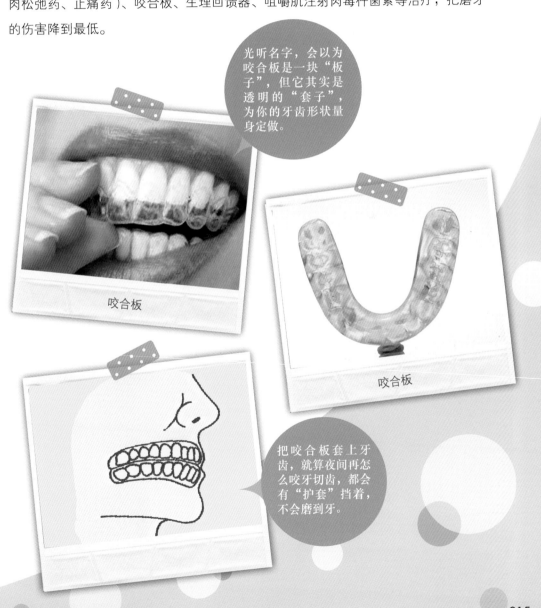

光听名字，会以为咬合板是一块"板子"，但它其实是透明的"套子"，为你的牙齿形状量身定做。

咬合板

咬合板

把咬合板套上牙齿，就算夜间再怎么咬牙切齿，都会有"护套"挡着，不会磨到牙。

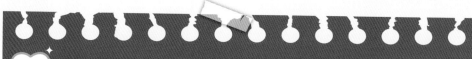

 专家来告诉你

Q1：预防敏感性牙齿有什么方式?

A：(1) 保持良好的口腔卫生，包括适当刷牙和使用牙线，以预防牙周病等疾病导致牙龈萎缩。

(2) 使用"抗敏牙膏"，如舒酸定等，而不是选去污力强的牙膏。

(3) 刷牙不可太过用力，次数亦不可超出牙科医师的建议。

(4) 使用刷毛较软的牙刷，最好使用敏感性牙齿专用牙刷。

(5) 小心酸性食物，这些食物可能酸蚀牙齿的牙釉质，例如果汁、葡萄酒、含醋色拉酱和清凉饮料（如可乐等）。吃完后也不要立刻刷牙，以免脱钙。

(6) 使用含氟的洁牙产品，包括牙膏和漱口水，以协助强化牙釉质。

(7) 避免磨牙或咬牙。

(8) 定期至牙科医师处就诊，接受专业洁牙、牙齿保健建议和敏感性牙齿舒缓建议。

Q2：敏感性牙齿能治疗吗?

A：　　牙科医师会建议您使用某些专业用的产品，以帮助减少牙齿的敏感问题。一般治疗敏感性问题的方法大概有：

(1) 以树酯或 3D 齿雕把暴露出来的牙根覆盖起来。

(2) 以氟化物涂抹在暴露出来的牙根表面，氟化物如氟化牙膏。

(3) 严重敏感的患者甚至需要进行根管治疗，并以牙冠将受伤的齿质保护起来。

D 腰酸背痛的元凶是牙齿咬合不正！

腰酸背痛跟牙齿有什么关系？因为当我们咀嚼时，咬合的肌肉和颈椎、肩膀都是有连带关系的，当咬合一边高一边低，时间久了，左右咀嚼肌用力不均，表情肌也会开始出现不对称的情形，经年累月下来，负责肌肉协调作用的自主神经，开始出现不平衡，加上现代人工作压力大及长时间坐姿不当，造成肩颈部的肌肉也会开始出现不平衡与酸痛，腰酸背痛就接着发生，严重时甚至脊椎会跟着侧弯。所以牙齿和腰酸背痛是有间接关系的，很难想象吧？

这些患者通常都不知道自己的腰酸背痛其实最初的原因是咬合不正造成的，可能会去做复健、治疗，但却都无法根治，因为根本的问题没有解决。所以牙齿的问题不仅仅单纯只是牙齿的问题而已，还可能影响形成身体上其他的毛病，因此对健康来说，牙齿的保健是绝对不可以忽视的一环！

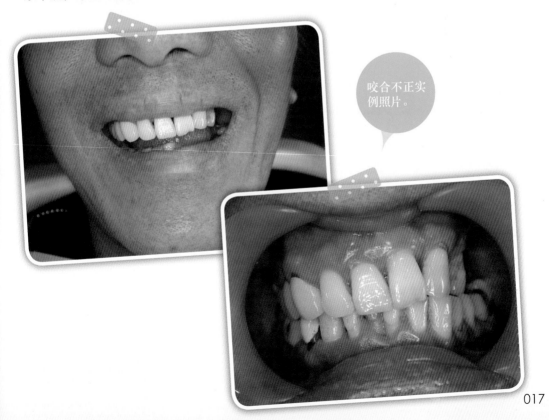

咬合不正实例照片。

下面 3 种情形都是咬合不正，在咀嚼食物时无法用正常方式把食物切断，肌肉用力便会开始不对称。

1.

a.

b.

上颌门牙严重地盖过下颌牙齿。

上下前齿在咬合时无法触碰。

从侧面看，更容易看出咬合不正为何会造成咀嚼困难。

2.

a.

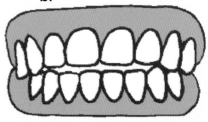

b.

上颌牙齿较下颌生长于较前的位置。

下颌牙齿较上颌生长于较前的位置。

3.

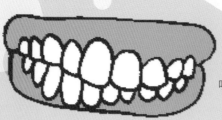

咬合不正，严重歪斜。

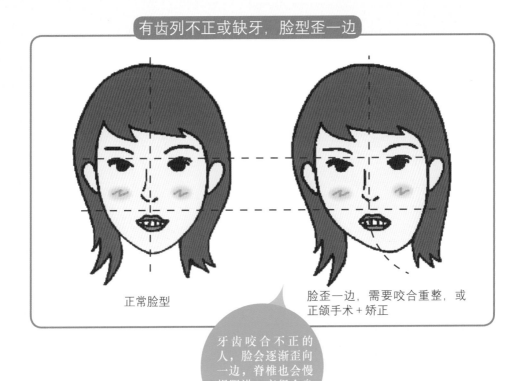

有齿列不正或缺牙，脸型歪一边

正常脸型

脸歪一边，需要咬合重整，或正颌手术＋矫正

牙齿咬合不正的人，脸会逐渐歪向一边，脊椎也会慢慢跟进，变得全身都歪歪的。

🅔 什么！糖尿病控制不好可能与牙周病有关？

最新的研究显示，牙周病与糖尿病之间是有相关性的。不但糖尿病患者比较容易出现牙周病（概率为无糖尿病者的 1.9 倍），反过来说，慢性牙周病患者也有可能比较容易有糖尿病（概率比无牙周病者高出两倍）。

这是为什么呢？主要是因为牙周病会导致牙菌斑堆积，一旦牙菌斑中的细菌经由发炎的牙周囊袋或伤口进入血流，就会刺激到产生发炎性生物讯号的细胞。这些炎性细胞对整个身体都有破坏作用，可能因此摧毁胰腺中负责分泌胰岛素的细胞。一旦发生这种情形，即使没有其他糖尿病危险因子的人，也可能引发 2 型糖尿病。

而已经有糖尿病的人，也很可能会因为牙周病而让糖尿病恶化。这是因为患有糖尿病的人本身的抵抗力就比较差，白细胞趋化作用有缺陷，加上利用葡萄糖的功能有问题，因此本身就易于受到感染；而且一旦感染，伤口也不易愈合。

根据台大医院的研究报告指出，糖尿病患者罹患牙周病的概率是正常人的 3 倍，原因是末梢血管神经较为迟钝、血液循环不良，以及溶解牙周组织的溶胶原蛋白酶活性增多。糖尿病患者唾液分泌量会减少，相对地对口腔内杂物的清洁效果也会降低。此外，糖尿病的高血糖改变了血管通透性，使得患者养分不易输送到牙周，口腔抵抗力降低，牙周问题也会因此恶化。而恶化的牙周病菌就会经由感染把胰岛素阻性提高，加深糖尿病病况。可见这其实是一个恶性循环，糖尿病会让牙周病变严重，牙周病会让糖尿病变严重。这是一种双向的影响，因此，糖尿病与牙周病若能同时治疗，病情也能同时改善、效果更好。医师发现，一边用深度牙根整平去毒治疗牙周病，一边结合短期抗生素治疗糖尿病，不但对糖尿病患者的血糖控制有很大的帮助，牙周病也明显不再恶化，可以说是一举两得！

临床上，我们牙科诊所的人在治疗患有糖尿病的牙周病患时，一定会知会内科医师，一方面了解糖尿病的病情，另一方面双管齐下，患者也可以得到较好的医疗照顾。如果患者需要做牙周手术或其他口腔外科手术时，我们也会投以抗生素，在无菌的操作环境下，使术后伤口的感染机会降到最少。

另外，有一种非常少见的幼年型糖尿病患者，从小牙周病就非常严重。由于此类糖尿病不易控制，因此若患有此症的患者应尽速找牙周病科医师治疗牙周病，否则时日拖延，则难保不会有变成无"齿"之徒的遗憾！

❧ 牙结石是什么？ ❧

牙结石，是牙齿上的牙菌斑钙化所形成，牙结石也会在牙龈边缘下方形成，并刺激牙龈组织。牙结石会提供一个更大的表面区域供牙菌斑生长，也提供了一个更黏的表面让牙菌斑更容易附着，因而造成更严重的症状，像是龋齿与牙龈问题。牙结石不只威胁牙齿与牙龈的健康，也造成外观上的问题，因为牙结石表面有很多孔，容易吸收污渍，所以对于茶或咖啡的爱好者，或是吸烟者，预防牙结石堆积更重要。而找医师洗牙的真正目的，就是清除牙结石！

牙结石示意图：

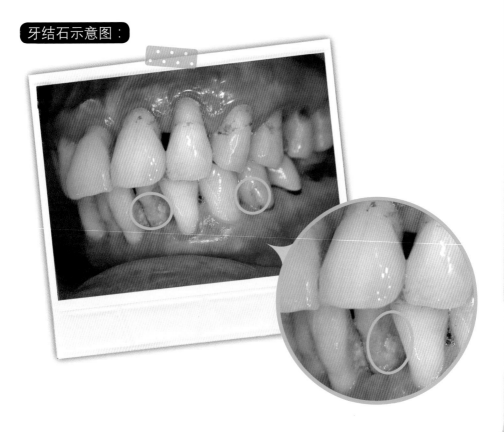

2. 牙齿看来很糟糕，就靠整牙拯救它！

"装了假牙后反而吃东西还变困难了，真不知道我装来干吗？"

"牙齿少一颗，脸就像蛋塔一样一碰就塌进去了，真是厉害！"

"虽然我的牙齿怪怪的，不过好像也不会怎样，就将就吧。"

不，现在不是坐以待毙的时候！这篇就带着你了解整牙可以解决哪些牙齿方面的问题，并让你明白：原来你的状况其实可以靠着整牙解决；原来你的人生也可以靠着整牙改变！

Ⓐ 不良假牙让我的脸型歪斜——牙齿矫正重塑容颜！

为什么假牙会导致脸部歪斜？

在说明"不良假牙导致脸部歪斜"的解决方式前，我们先来看看"不良假牙导致脸部歪斜"的原因。我们的身体有非常好的适应力，牙齿也一样。前面有提到，牙齿的排列是上对下、左对右，如果牙齿排列的位置一切正常、能够互相对应，就不需要"适应"即可进食。但一旦牙齿不整齐、位置不对，我们良好的适应力就会自动使用非一般的位置来咀嚼，间接地就影响到咀嚼部位的骨架与肌肉。身体接着又会自动"适应"歪斜的肌肉与骨架，于是脸就跟着歪了。

举例来说，假如你的牙齿本来应该是 5 厘米的长度（举例而已，不会真的那么长），但替你做假牙的医师做短了一点点，替你装了一颗 4 厘米的假牙，牙齿就咬不到食物了。这时，我们会自动调整，用别的部位来咬，例如若右边咬不到，就通通靠左边咬。这样久了以后，左边的咀嚼肌就会变得发达，右边的咀嚼肌则没事情可做。两边肌肉不协调，就会造成脸歪一边（通常会歪向肌肉较不发达的一边）。就连知名艺人曾雅兰都有过这个问题而来找我们寻求协助呢！

如同曾雅兰一样，许多人的牙齿原本咬合很正常，但可能因为蛀牙等问题，不得不拔牙、抽神经、装假牙。如果医师在装假牙时没有注意到咬合的部分，不小心做得高一点点或低一点点，甚至位置偏一点点，患者就会潜意识觉得这个地方咀嚼不舒服，而换一个地方咬，久而久之肌肉就会不协调，脸也跟着歪掉了。可见做假牙是多大的一门学问，不只要让牙齿上下对齐，连每个"对应点"研磨食物的角度都环环相扣喔！

美女人妻曾雅兰整牙前嘴唇有点突出，下巴歪斜，整牙后下巴不但不再歪斜，还变尖了，更显出性感嘴唇与美丽的苹果肌！

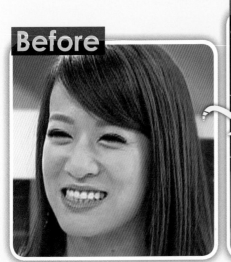

Before

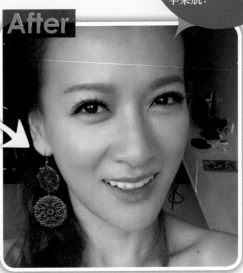

After

如果脸部已因为不良假牙而歪斜，该怎么拯救它？

如果是因为假牙而导致脸部歪斜，它绝对不会是单颗牙齿的问题。到了脸都歪了的程度，相信许多颗的牙齿也都已经有"走山"的情形，或许整排都朝着一边倾斜，就连肌肉也可能整个往旁边倾斜呢！因此，我们建议你必须做全口的重建。

全口重建需要找专业的医师，先找到正确的咬合的位置，用临时的假牙测试牙齿的高度，确认如何恢复到正常的咬合之后，再做正确的假牙让它固定。这个工程非常浩大，所以建议大家要在牙齿的问题扩散到"牙齿歪、肌肉也歪、脸也歪"这种不可收拾的境界之前，就先做好预防。一旦做完假牙的一两个礼拜内感觉假牙的位置有一点不对、有一点不好咬、适应有一点困难，就要马上寻求专业意见，否则日积月累下来，脸歪的可能就是你喔！

Ⓑ 长期缺牙使我的脸部塌陷——全口重建一次解决！

为什么缺牙会导致脸部塌陷？

缺牙导致脸部塌陷，大家印象最深刻的例子，可能就是阳婆婆了。在电视上看到阳婆婆时，会发现她的嘴唇、口轮匝肌部分有一条一条线、凹凹的，其实最主要的原因就是那个部位没有骨头。牙齿是长在骨头上面的，所以没有牙齿时，骨头就没有作用了，有点像是树木没有树根，下雨时很容易出现土石流；同样地，没有牙齿，骨质就容易疏松。

年纪大的人或孕妇都有这样的问题：一旦缺牙，骨质就跟着从牙齿处流失。如果又到了骨质会流失的年纪，骨头的萎缩就会更严重。牙齿就像是抓住骨头的树根，所以如果缺牙了，可要赶快植牙，才能避免"土石流"嘛！

如果缺牙导致脸部塌陷，该怎么拯救它？

当缺牙太久或缺牙处的条件骨质不够时，为了让植体与牙床骨结合更牢固，我们会在植牙时（前）让牙床更稳固，医师会先进行补骨的术式，俗称"补骨粉"。其术式正式名称为"诱导骨质再生术"，顾名思义，就是希望经由这种方式可以得到更多的骨质；一方面可以使用更长的人工植体植入齿槽骨深处，增加稳定度，另一方面可以修补因长久缺牙造成的齿槽骨凹陷，使更加美观。

另外，人工骨粉在显微镜下的多孔结构，类似人体的骨质形态，所以常用来作为诱导骨质生长的基本支架，就像建房子的鹰架一般，非常重要；同时，只要询问医师是否使用有卫生行政部门许可认证的人工骨粉，其实就不必担心有来路不明的问题，大可安心使用。从自己身上取的"自体骨"虽然对自己本身的兼容性最好，但必须再开另一处伤口取得，无非也是一种风险。

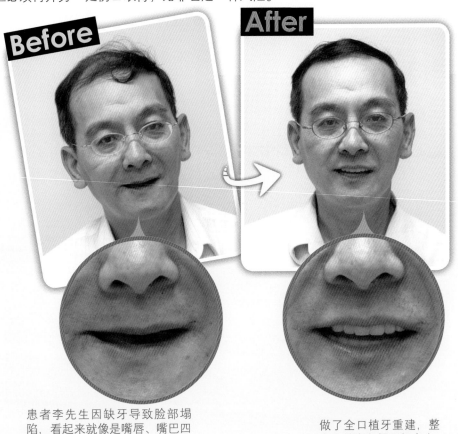

患者李先生因缺牙导致脸部塌陷，看起来就像是嘴唇、嘴巴四周都凹进去了一点。

做了全口植牙重建，整个人就变年轻了好多！

025

每个人都可以植牙吗？

如果"骨本"流失太多，也就是骨质疏松太严重、身体严重缺乏钙质等，植牙就比较困难。这是因为人工骨粉虽然能够补强原有的"骨本"，但一旦骨本非常少，就算再加上外来的人工骨粉，骨质依然会很快地流失掉。这时，医师可能只能建议患者动手术，取身体另外一个部位的骨头来补。然而，这样身体上还得多出一个伤口，风险也比较高，所以大家一般不会太愿意。

也就是说，"骨本"已流失较多的老年人，会比较适合装人工假牙而非植牙。但也并非年轻人就一定有"骨本"喔！我们也遇过年纪轻的人，因为体质的关系，或钙质补充得不够，甚至缺牙缺太久而骨质不知不觉流失较多，所以没有足够的骨本可以植牙。因此，我们会希望患者可以在开始缺牙的三年内，就赶快进行植牙，而不是拖到很久以后才想到要做。

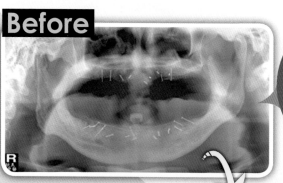

Before

植牙前缺牙的 X 线片。术前因长期缺牙，加上戴活动假牙而压迫牙床，造成牙床骨萎缩，骨质流失严重。

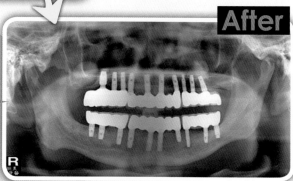

After

植牙后的 X 线片，撑起脸部的支架。

除此之外，如果有其他非常严重的疾病，也有可能无法做植牙，因为担心伤口方面的问题。不过，现在的植牙技术越来越好，使用的是以激光进行伤口极小的"微创手术"，大部分的疾病患者都可以植牙了，我们甚至有替糖尿病的患者、九十几岁的阿公做过植牙手术呢！

现在大家的价值观也渐渐改变了。过去许多老人家比较刻苦，会觉得"不要花这种钱"，但现在很多人愈来愈追求生活质量，会觉得"吃"是基本尊严，所以会希望自己拥有很好的牙齿，延续健康也维持生活质量。生活质量要好，饮食就是关键；饮食要吃得好，牙齿就是关键！

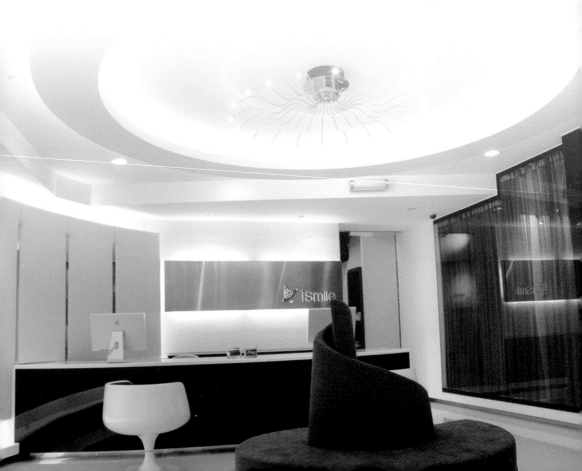

❧ 植牙是什么？ ❧

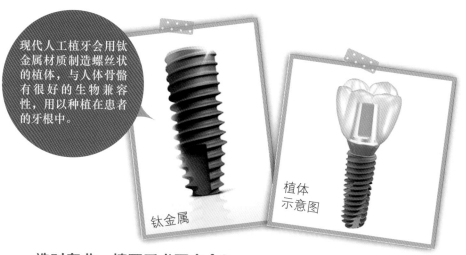

现代人工植牙会用钛金属材质制造螺丝状的植体，与人体骨骼有很好的生物兼容性，用以种植在患者的牙根中。

钛金属

植体示意图

· 选对专业，植牙手术更安全？

人工植牙是治疗缺牙的新兴观念。早在 20 世纪 50 年代，知名的瑞典科学家便发现钛合金与人体的兼容性很好，之后便大量被使用于医学骨科相关治疗。在牙医医学上，科学家将与骨头结合良好的医用纯钛与钛合金，经过计算机精密设计制造外形及功能均类似牙根的长柱体，经由手术植入牙床骨内。演进至今的人工植牙技术，不但有详尽的临床记录，更精益求精，不断研发让手术过程更舒适、伤口更小的术式，让愈来愈多的缺牙患者可以放心接受植牙。而人工植牙技术受欢迎的原因，便是在专业植牙医师与缜密的术前评估下，其成功率高达九成以上。

缺牙时选择人工植牙的治疗方式较传统的假牙更受欢迎，主要是因为人工植牙能够保留缺牙处邻近的健康牙齿，传统的固定牙桥需将缺损牙的前后牙齿修磨小才能装戴，人工植牙则不必破坏真牙齿质就能制作固定假牙，是一大好处。

· 植牙的步骤是？

遇到缺牙的患者，我们会先看看你骨头的条件，确认需不需要补骨粉。我们会在这些前置的步骤中收集非常精密的数据，包含拍平面的 X 线片等，较专业的牙科诊所也会做 3D 断层。3D 断层可以帮助医师在进行手术之前就了解患者的齿槽骨深度、宽度，并选择适合的植体尺寸，手术时避开神经、血管，增加手术安全性与成功率。

植牙手术步骤示意图：

1. 缺牙处。

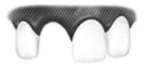

2. 将一个像是人工关节的植体植入牙根。

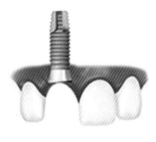

3. 接上愈合帽，等候牙床稳定（一般来说，正常骨质需等待 3 个月左右，让牙床稳定）。

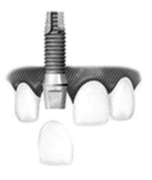

4. 牙床稳定后，再装上假牙，完成植牙。

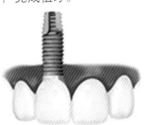

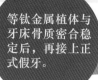

等钛金属植体与牙床骨质密合稳定后，再接上正式假牙。

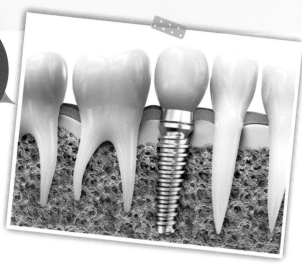

接下来，我们会以两个阶段进行：

第一个阶段： 将植体（钛金属）植进牙床以后，等它与骨质密合稳定，再进行第二阶段。

第二个阶段： 伤口愈合后，接上正式假牙。

❧ 植牙其实没想象中那么可怕！❧

· 午休无痛水光植牙术

　　早年传统植牙，在拔牙后需等待2～3个月伤口复原，才可植入人工牙根，之后又必须等待3～6个月才可装戴上假牙，若遇上齿槽骨不够的患者还需多等候补骨时间；甚至会拖上一年半载！而且治疗一次代表又要痛一次，对许多长期缺牙又害怕植牙的患者来说，是不方便又不愉快的经验。

随着台湾植牙技术精进，植牙就像时下流行的"午休美容"，省时省事，只需利用上班族仅有的 1 小时午休即可完成。现在植牙有个新名词"午休无痛水光植牙术"，正是运用了新式的"六合一技术"，能大大缩短疗程，5 个阶段手术一次精确定位同时完成。

六合一技术，首先以 3D 计算机断层定位系统，准确安全地在拔牙的同时，利用水激光微创技术，将上颌鼻窦推高与补骨，之后同步植牙，术后立即装置临时假牙，安全美观兼具，过程几乎没有伤口，完全不必担心术后肿痛问题。患者于术后几乎都能马上恢复正常作息，这是传统的植牙手术所不及的。

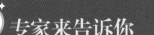 **专家来告诉你**

Q：为什么植牙能解决反复的牙周病与糖尿病困扰？

A：其实许多人有着牙周病反复复发与血糖不易控制的困扰，但在临床诊断下却发现：当牙周病治疗后立即植牙重建，反而能让血糖控制更容易，牙周病复发的情形也相对降低。所以只要是经由医师严密判定与追踪后，血糖控制良好的患者，依然是能够享受高科技植牙带来的便利与健康，而且也已有许多成功案例；这对害怕伤口愈合困难的糖尿病患者而言，无非是一大福音。

· **3D 计算机断层精确定位系统与 2D 环绕式全口 X 线片的差别**

2D 影像是有立体空间限制的，将立体影像压缩为平面来呈现，除了变形的因素外，只能提高牙床的高度与宽度的判读，而无法提供牙床厚度的判读；故医师时常无法由 2D 影像判断舌侧颊侧（牙床厚度）的距离及角度。往往从 2D 判断手术定位板 (Surgical Stent) 的位置是正确的；但事实上透过 3D 立体影像的诊断，发现原本以 2D 影像预测的种植方向过偏，在术前及时修正手术定位板的角度及位置，并事先做好正确的治疗计划，才能提高植牙的成功率与准确度，更能增加植牙后的牙齿形态美观度！

没有精准的仪器协助专业医师进行手术，往往造成医疗诊断上的不精确，甚至疏失！患者因此失去信心，甚至失去了治疗的黄金时机。随着最新 3D 导航微创水光植牙的发现，植牙手术已经越来越精准与安全。除此之外，对疼痛的控制与伤口的无创更是细心要求；如果可以在缺牙的第一时间得到妥善的医疗诊治，就能节省不少时间与金钱。

· **什么！舒眠中也能进行植牙手术！**

也许你也有相同的经验，因为看牙科很痛苦，所以即使牙痛也是拖延到非得就医不可时，才心不甘情不愿地上诊，若是面对口腔治疗时能够放轻松，相信患者能更积极地照顾牙齿！

现在的植牙技术，搭配尖端科技，整合新式智能型计算机监控麻醉技术，与高科技的 3D 断层，运用水激光术式有效率地进行多合一植牙。能让手术安全达到微创与少流血的优势。手术全程有生理监视仪器：血压、血氧、心电图同步监控，与氧气补给作为辅助，让患者处于安全、稳定性高的浅眠状态，术后，患者也能较为迅速苏醒并恢复精神，安全无虞，这样就不会让自己原本没那么严重的

2D环绕式全口X线片

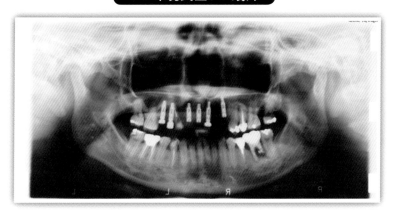

3D计算机断层精确定位系统

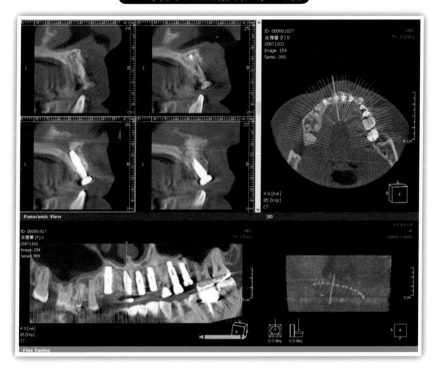

牙痛，因为害怕不敢就医，结果把状况拖延得更严重，到那时候，看牙医时压力就更大了。

· 舒眠安全五部曲

舒眠植牙，你可以把它看成"ALL IN ONE"的舒适植牙疗程，有以下5个特色。

1. 由专业的麻醉医师进行镇静麻醉，确实掌握患者体质状况与麻醉剂量。

2. 血压及血氧值的控制具较高稳定度。

3. 麻醉量使用较低，安全性高。

4. 术后患者较少出现恶心呕吐现象。

5. 术后患者苏醒时间较为迅速。

 专家来告诉你

Q：哪些状况者不适合舒眠治疗呢：

A：有以下状况者不适合做舒眠治疗。

①体质十分虚弱或患有重病者。②肝肾功能重度异常者。③心肺功能或呼吸道疾病重度异常者。④对鸡蛋过敏者。⑤年龄大于90岁或小于2岁的患者。⑥妊娠妇女。

当然，任何的疗程应该都需请专业牙科医师以及麻醉师，检视每位患者个人口腔与身体状况，去评估是否适合进行疗程哦，所以大家一定要记得与你的牙科医师讨论。

◉ 名人素人有话说：我们都从整牙开始变美！

· 赶走灰黑黯淡，原来我可以笑得很灿烂！ `Dolly / 29 岁 / 业务`

我不抽烟，但是重度四环霉素牙的关系，牙齿一直灰灰黑黑，大家一看到我，还会误以为是个大烟枪。其实我不是啊！也因为如此，我会刻意地收敛起笑容，怕给人的印象不好，但是我也让人觉得有距离感。后来因为牙齿有问题，需要更换假牙时，医师只好找了灰颜色的假牙，整体看起来好不自然。后来还是决定去整牙，运用复合式的前牙美容方式，帮我把牙齿的比例调整，让笑容更符合脸型与我的身材，我才知道，所谓牙齿的整体美感，还需结合个人身形设计，这让我开心又惊喜！我很满意自己对牙齿的投资，笑得有质感，笑得灿烂，原来这么令人充满自信。

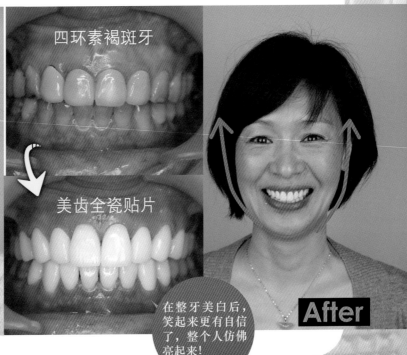

在整牙美白前，牙齿看起来灰灰黄黄的，不好看。

四环素褐斑牙

美齿全瓷贴片

Before

在整牙美白后，笑起来更有自信了，整个人仿佛亮起来！

After

· 整牙让我拥有孙芸芸的好气质！ `小雅 / 26 岁 / 会计`

常有人跟我说，我明明条件还不错，牙齿却灰乱不整，一开口就扣分。我也很不甘心啊！但一想到戴上牙套就要 2~3 年的时间，就让我非常犹豫，工作也会受到影响。幸好，我发现还有整牙这条路可以走，只花了我一个半月，就得到了我朝思暮想的美丽微笑，让我更能放开心用灿烂的笑颜记录美好的青春岁月！

以前，我都不敢笑，常有人说我看起来太冷淡、太过成熟。现在我的牙齿变漂亮了，也比较敢笑了，还有人说我有小孙芸芸的优雅婉约呢！

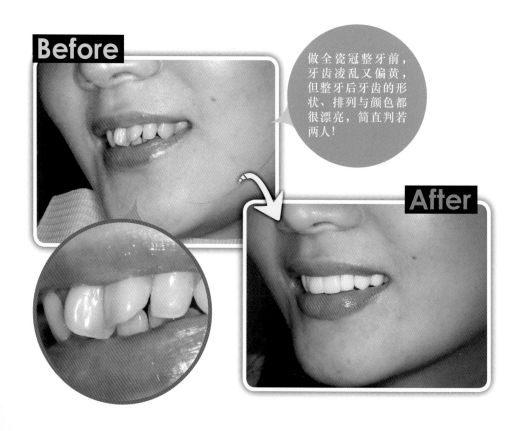

做全瓷冠整牙前，牙齿凌乱又偏黄，但整牙后牙齿的形状、排列与颜色都很漂亮，简直判若两人！

Before

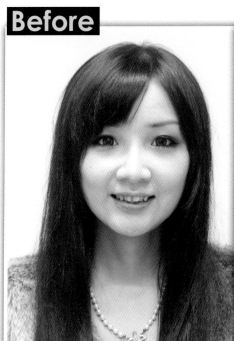

After

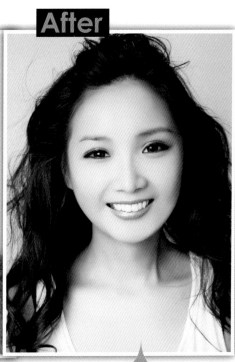

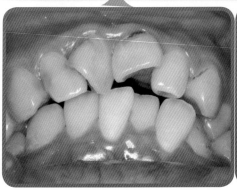

整牙前，牙齿不但灰灰黄黄，而且
还很不整齐。

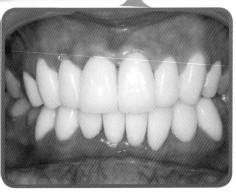

前面八颗牙整牙后，看起来既洁
白又整齐！

· 甜美的笑容让我开心大笑也不担心 NG! Cholie / 30 岁 / 服务业主管

我一直有牙床歪斜的问题，加上牙齿没有照顾好，年纪还小就装了假牙，但是当时的医师帮我更换假牙，却不能解决我在意的牙齿比例，嘴巴暴暴的与脸型不对称的问题，这对我的工作其实是有直接的影响。在面对客户时，第一印象决定了专业度的感受，而我乱乱的牙齿常常让我担心会让顾客观感差；后来因为整牙，在全口重建下，医师帮我把外露的牙龈曲线调整之外，也把歪一边的牙齿归正，换上剔透亮白的全瓷冠，并量身打造了微笑曲线，现在的我笑起来不只牙齿漂亮，嘴型也更好看！让从事服务业的我，可以更自在大方地面对顾客了。

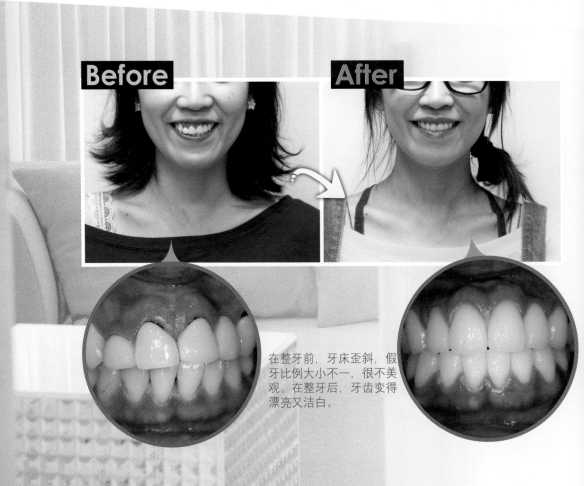

在整牙前，牙床歪斜，假牙比例大小不一，很不美观。在整牙后，牙齿变得漂亮又洁白。

· 暴牙如花，变脸优雅端庄！女孩们婚后也不能松懈喔！

喵喵 / 28岁 / 柜姐

我们家有遗传性的上颌骨外暴，过于突出的上颌、牙龈外露，还有牙齿太小、齿缝过大的问题，一直困扰着我。结婚后的我，终于提起勇气寻找能帮我解决问题的牙科医师。在玩美团队医师们细心的评估后，进行了微笑曲线再造的疗程。我一直以为牙齿丑就要做传统矫正，现在才知道原来复合式的整牙美型，才能从根本解决我的问题！

在疗程开始前，先生一直陪我参与咨询的过程，他也一直告诉我，他不在乎我所介意的龅牙问题。但一个半月后的我更有自信、更亮丽，我想他应该也为我的重生感到兴奋与开心吧！

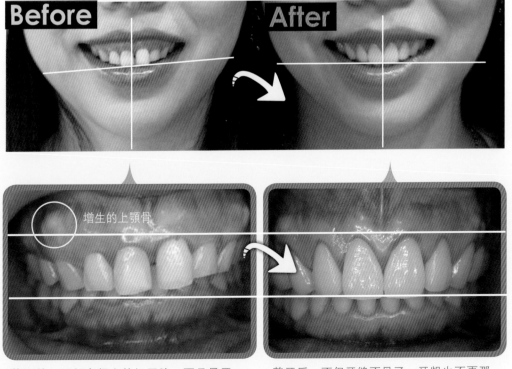

整牙前，不但有很大的门牙缝，而且暴牙、牙床骨突出、牙龈外露，连嘴唇好像都受影响了。

整牙后，不但牙缝不见了，牙龈也不再那么明显，笑容变得更有气质了！

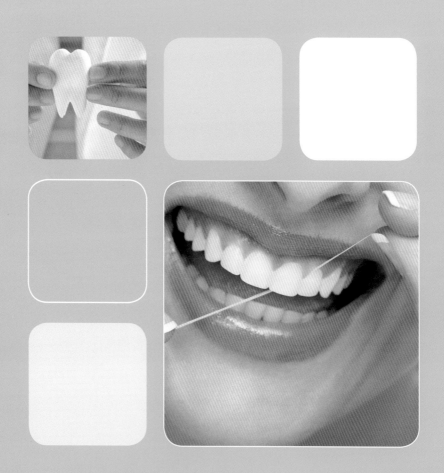

Part2

自己的牙自己救

——整牙前你一定要知道的 10 个重点！

1. 牙齿的 V 曲线就是微笑曲线——从 28° 黄金比例表，找出你下 1/3 脸部完美比例！

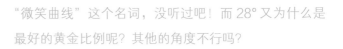

"微笑曲线"这个名词，没听过吧！而 28° 又为什么是最好的黄金比例呢？其他的角度不行吗？

没错！经过专家精密的计算，微笑时嘴角扬起 28° 的曲线是最迷人的。这个 28° 怎么计算？还有哪些其他的要素可以让笑容更迷人呢？就在这里跟大家介绍。

说到迷人笑容的两大要素，就是要有好看的牙齿与完美的微笑角度。什么叫好看的牙齿？什么又是完美的微笑角度？在这里分成两个部分，分别说明！

Ⓐ 好看的牙齿

我们都知道肌肤会影响你的视觉年龄，其实牙齿也一样！牙齿健康、洁白、干净、漂亮，你就等于已经年轻了一半。牙齿美学评估包含了牙齿本身的形态、长度、

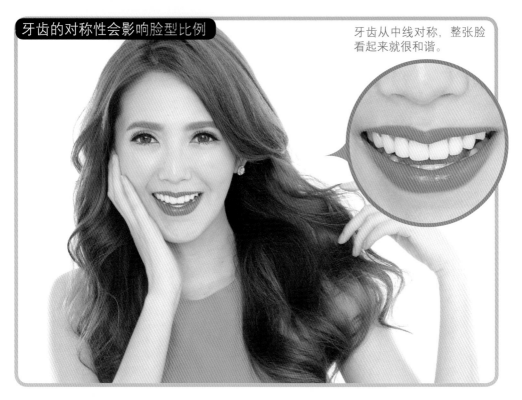

牙齿的对称性会影响脸型比例

牙齿从中线对称，整张脸看起来就很和谐。

颜色、牙齿表面特性、整体咬合平面、正中门牙中线位置等，这些都会影响美的观感。想象一下，与人交谈时，视线的流动方向不是都会自然从中间位置开始，再向左右散开吗？如果牙齿中线歪了、门牙不对称、比例不和谐，或颜色黄黄黑黑的，只会让人不由自主多看几眼，留下不完美的印象而已。在这里更详细地列出完美牙齿的要素：

牙齿的对称性

　　微笑时，上门牙上缘切端最好与瞳孔连线呈水平的关系位置，这样笑容看起来才会是平行、和谐的。在牙齿美学中，我们把这称为牙齿对称性评估。其实绝大部分的人无法完全 100% 地对称，所以也不用只歪一点点就觉得自己不正常，但大家想必还是会希望能达到最大可能的对称关系吧！

顺带一提，日常生活中的一些小动作也可能会影响到我们的脸型，让两边脸不对称。例如：吃东西习惯用单边咬的人，会有一侧肌肉比较发达，脸型看起来就会一侧稍大些，应尽量避免这习惯。

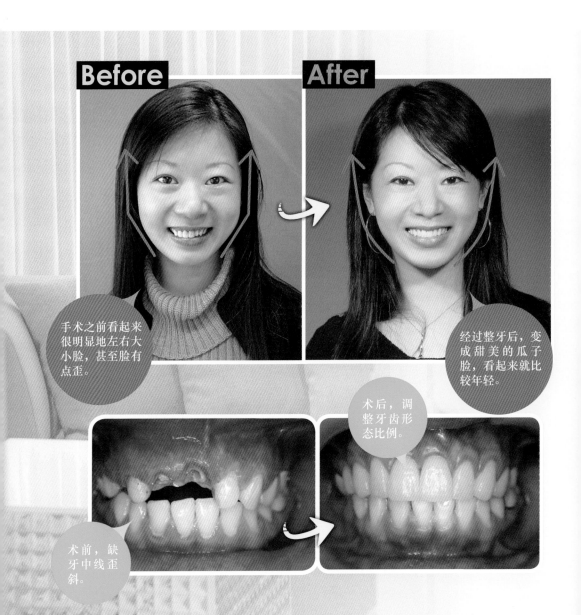

Before

After

手术之前看起来很明显地左右大小脸，甚至脸有点歪。

经过整牙后，变成甜美的瓜子脸，看起来就比较年轻。

术后，调整牙齿形态比例。

术前，缺牙中线歪斜。

牙齿的排列

牙齿的排列位置，不但影响到咬合，也影响到美观。牙齿排列不整齐时，不但看起来会显得拥挤凌乱，清洁也比较困难，咀嚼等也会有困扰。牙齿生长排列与牙弓发展有关，有些人上颌较突，看起来就会是龅牙，有的人下颌较长，就会形成戽斗。这两种大家都不想要吧！所以牙齿排列整齐与否，是影响美观的重要因素。

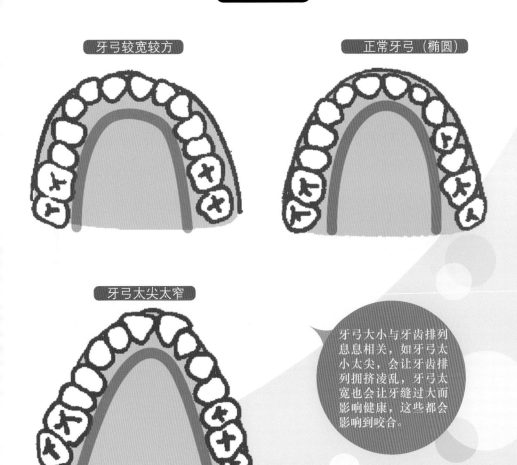

牙弓示意图

牙弓较宽较方

正常牙弓（椭圆）

牙弓太尖太窄

牙弓大小与牙齿排列息息相关，如牙弓太小太尖，会让牙齿排列拥挤凌乱，牙弓太宽也会让牙缝过大而影响健康，这些都会影响到咬合。

· 牙弓大小与形状

如果有人告诉你，绝对可以帮你定做林志玲的牙齿，请小心！这位牙科医师的专业度一定不够！

牙弓的成形，在 18 岁后就会是趋于稳定的状况，若因受牙弓的大小影响的严重咬合或美观问题，就要寻求口腔外科的正颌手术，才能做较大的改善。牙弓如同房子的轮廓，20 坪房子和 30 坪的盖法绝对会因地制宜。专业、有美感的牙科医师，应该依患者的口腔形态，设计适合与能修饰或突显特色的微笑曲线排列，量齿定做，而非为了吸引消费者，用吸睛的字眼给予过多与不合适的美齿期待！

正常牙弓： 正面微笑时，会露出 6~8 颗牙（较能依患者的喜好搭配脸型做排列）。

牙弓较窄： 正面微笑时只看到 4~6 颗牙（医师在做微笑曲线设计时更要注意形态）。

牙弓过尖： 正面微笑时只看到 4 颗牙（状况轻微时可以用贴片或瓷冠修正微笑曲线）。

牙弓歪斜： 通常人中无法与门牙中线对齐，笑起来也易歪斜（通常需搭配正颌手术及齿颌矫正医师协同治疗）。

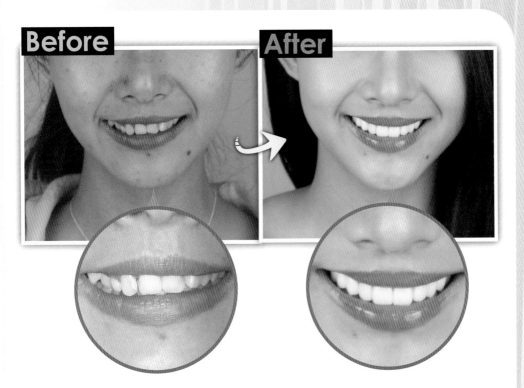

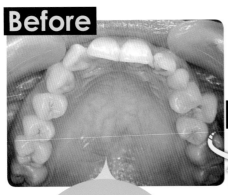

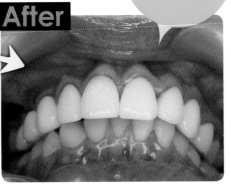

整牙之后，牙齿能顺着牙弓正常排列了，脸部线条也更好看了。

牙弓正常，但牙齿排列不整齐，除了视觉上的凌乱，也会比较不容易清洁，牙齿就容易滋生细菌，也将影响咀嚼，不可忽视。

牙齿的黄金比例

如果要以数字来说明什么是完美的牙齿，就不得不提牙齿的黄金比例！黄金比例被认为是完美比例，是美的象征。所谓黄金比例的牙齿，从正面看过去，齿与齿之间关系位置为 1.618：1：0.618，是让人看起来最舒服和谐的比例。以下说明完美微笑的牙齿角度、牙齿接触点、齿与齿之间的夹角关系等黄金比例，都是依据正常咬合及齿列排列整齐美观的人，统计分析而来的结论，作为打造微笑曲线的依据。

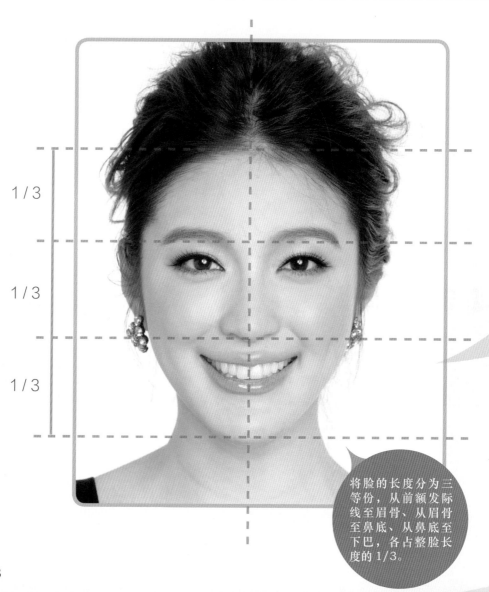

1/3

1/3

1/3

将脸的长度分为三等份，从前额发际线至眉骨、从眉骨至鼻底、从鼻底至下巴，各占整脸长度的1/3。

　　将脸部等分成 1/3，接着看下 1/3 脸部，微笑也有所谓的黄金微笑比例，本书赠送的 28° 黄金比例表，就是可以教大家如何笑出最好看的微笑哦！以面对镜子的方式自我练习，成就后天练成的独一无二完美笑容！

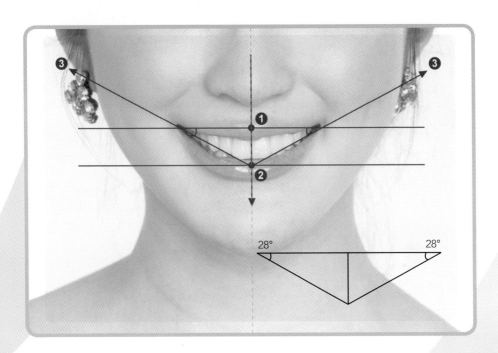

"28° 黄金比例表" 使用方法：

1. 手持 28° 微笑黄金比例表于镜子前，先以人中与两颗上门牙之中线为基准对准纵轴，将上唇的最上端，对准标记①的点上。

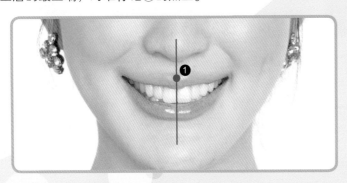

❷. 露齿（露出 80% 的上门牙），
将下唇的最上端，对齐至标
记②的点上。

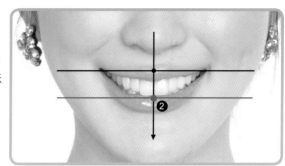

❸. 用双颊的力气微笑，在不移动
点①和点②的前提下，让左右
嘴角沿着线③移动至与上水
平线的焦点上。维持这个姿
势，即可练习最完美的 28° 黄
金微笑！

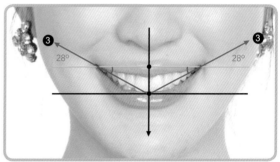

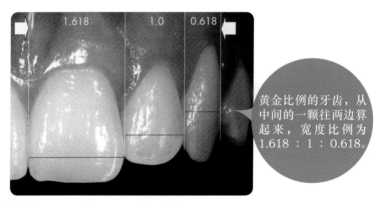

黄金比例的牙齿，从
中间的一颗往两边算
起来，宽度比例为
1.618 ∶ 1 ∶ 0.618。

牙齿的角度

牙齿的排列角度该怎么排才漂亮？这和齿轴的倾斜角度有关！牙齿排列越往
后，倾斜角度就应该越大才漂亮。例如正中门牙的牙齿长轴（牙齿中心点联机）
最佳角度为 5°、侧门牙最佳角度为 8°、犬牙最佳角度为 10°……愈往后角度愈大。

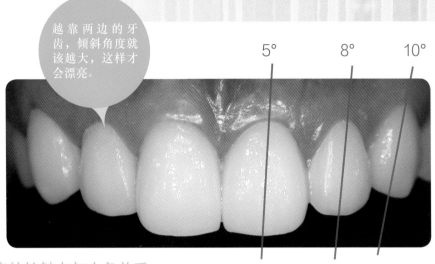

越靠两边的牙齿，倾斜角度就该越大，这样才会漂亮。

5°   8°   10°

牙齿的接触点与夹角关系

牙齿与邻近牙齿的接触点，由正中门牙算起，牙齿排列往后，接触点就越高，这样才是漂亮的比例。牙齿与邻近牙齿的夹角关系，越往后角度也越宽。

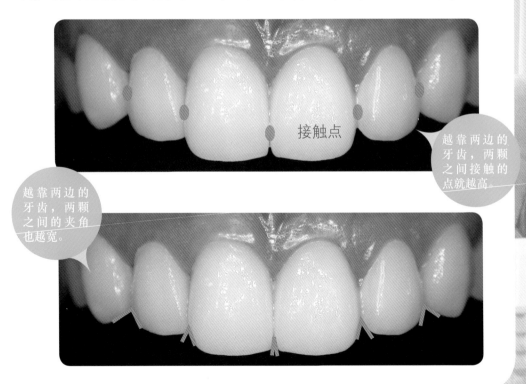

接触点

越靠两边的牙齿，两颗之间接触的点就越高。

越靠两边的牙齿，两颗之间的夹角也越宽。

牙齿形状

　　牙齿天生就有很多种形状，有些人的牙齿偏三角形，有些人偏椭圆形。其实牙齿的形状常常刚好是脸型的倒立，所以有怎样的脸型，就很可能会有怎样的牙齿形态。

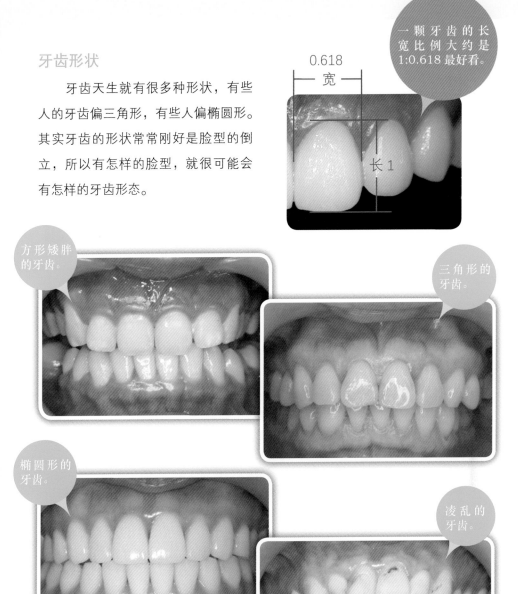

一颗牙齿的长宽比例大约是1:0.618最好看。

0.618　宽　长 1

方形矮胖的牙齿。

三角形的牙齿。

椭圆形的牙齿。

凌乱的牙齿。

牙齿长度最佳比例

一般门牙和犬牙是相同长度，单颗牙齿长宽比约 1:0.618 为最佳比例。

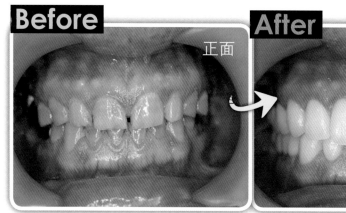
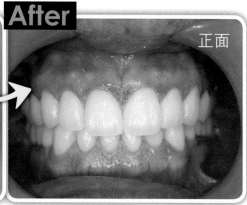

牙齿变短磨耗。

恢复年轻时牙齿咬合的高度。

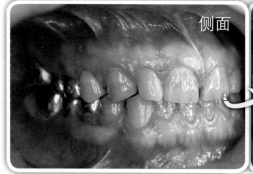
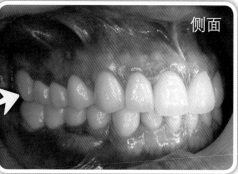

牙齿颜色

牙齿最外层的牙釉质是一层透明无色、坚硬的无机物质。牙釉质越厚，牙齿看起来越白，相反，牙齿牙釉质较薄的人，牙齿看起来就比较黄。随着年龄的增长，牙釉质渐渐被磨耗，牙齿内层牙本质较深黄的颜色就会越来越明显。喝茶、咖啡、抽烟及摄取的食物也会改变牙齿的颜色。做过根管治疗的牙齿也会因血红素在根管内沉积，变得灰灰的；此外还有些药物会使牙齿颜色改变，譬如四环霉素，就会让幼儿期的牙齿产生带状的灰褐色。

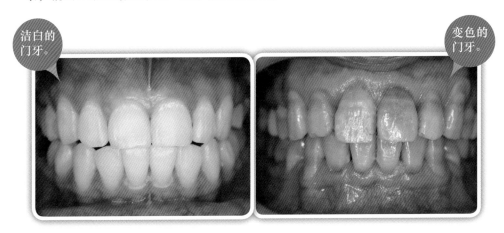

洁白的门牙。

变色的门牙。

牙齿和脸部的关系

医学界有一个葡萄藤理论：我们的肌肉覆盖着我们的轮廓，而所谓"轮廓"就是骨骼线条。牙齿及牙床上下颌骨也算是脸部下 1/3 的骨骼线条之一，轮廓的一部分。因此，牙齿无论是外展或内缩，都会影响你的轮廓线条。有些患者在整完牙以后，发现脸变小了，其实这就是因为整牙时在视觉上将口腔的线条恢复正常的位置，脸部的构造就会看起来有改善。所以有些友人甚至没有注意到患者整了牙，反而认为患者做了鼻子或下巴的手术呢！

·"好看的牙齿"实例分享——效率、桃花、青春 up Gigi / 23 岁 / 模特儿

原本以为只有传统矫正能改善我的一口乱牙，可是因为从事平面模特儿的工作，担心如果戴了牙套拍照一定不好看，所以迟迟都没有去牙科诊所治疗，但乱乱的牙齿一直是我对着镜头拍照时的障碍！拍照时，全身上下包括妆容都很美，但当想到自己一口不整齐的牙齿时，让我原本 100% 的自信打了折扣！

后来才知道整牙可以不需拔牙矫正，也不需要花上 2~3 年带着牙套的尴尬时期了，现在整牙的技术能够让我只花 14 天，14 天就能让我展开自信的微笑！原本 14 天前还很凌乱很暗黄的牙齿，现在则看起来整齐自然且颜色变得明亮透白！真的差异很大！身旁的朋友也因为听闻我去整牙如此快速与舒适（重点是效果太好了），同样也跃跃欲试加入微笑美人的行列呢！真的很满意这次的整牙经验，现在的我，在镜头前可以尽情地微笑，拍出来的照片也让我更满意了！

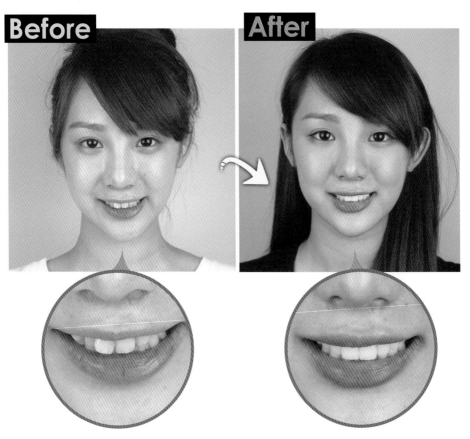

术前牙齿凌乱，咬合不正，下巴歪斜偏右。

术后牙齿整齐明亮，下巴归正，脸型归正，微笑更甜美。

B. 完美的微笑角度

完美的微笑曲线怎么算

微笑曲线指的就是微笑的时候，嘴角上扬、牙齿露出来，形成的一个线条，我们又称 V 形曲线。这个线条可是大有学问！光是淡淡一个弧线，其实无法完全衬托脸部的表情跟神韵，笑得愈开，下巴与嘴角的状态愈 "V"，曲线才会变得更迷人。尤其是如果 "V" 成了 28° 的完美角度，更是医学界与美容界公认最漂亮的微笑！

一般来讲，许多到诊所求助的患者都有 "笑不开" 的问题。这多半是因为牙齿不漂亮，没有自信，而就算已经经过整牙将牙齿变得好看，肌肉线条却已经养成了习惯，还是没办法像别人一样，一笑就这么漂亮。这种时候，就需要训练。一般来讲，经过半年的 "微笑训练" 后，肌肉的弹性跟活络度都够了，笑起来才会变漂亮。

这 28° 是怎么测量的呢？我们来看看下图：将嘴角两端各当作一个点，沿着微笑时下嘴唇的上缘往下画线，两条线的交点为第三个点。理想的状况下，这时应该会形成一个等腰三角形，而等腰的那两个相同的角度，就该是 28° 最理想。对照着图看，应该就很清楚啰！

完美的微笑曲线怎么训练

自己在家里，就可以对着镜子训练微笑吗？可以的！现在在网络上也可以找到一些日本的小物训练器，让你的口轮匝肌、口部线条活络。如果没有特别去买这种支撑或训练的工具，也可以用竹筷子或家里的筷子，把它横着放，用门牙轻轻咬着，让嘴角撑开，达到可以露出八颗牙齿的程度。上嘴唇也要往上用力，让门牙可以露出约 80% 的比例。用这样的方式去训练，可以增加口轮匝肌弹性，平时更能随时展现完美微笑。微笑可是需要练习的，为了能让笑起来的唇形和嘴形都好看，我们更特别发明了 "微笑弹力小脸操"，对改善脸部轮廓以及消除双下巴可是很有效的哦，一天只要 10 分钟，长期练习下来，你也就能拥有迷人的微笑哦！现在就翻到 P170，跟着步骤一起来试看看吧！

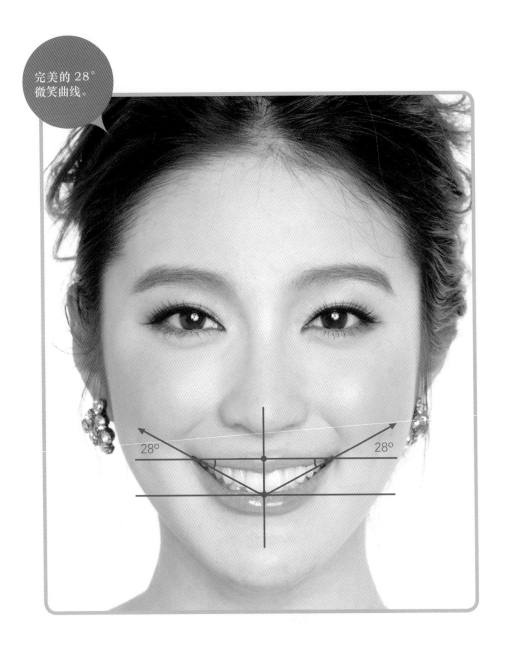

完美的 28°
微笑曲线。

28°　　　28°

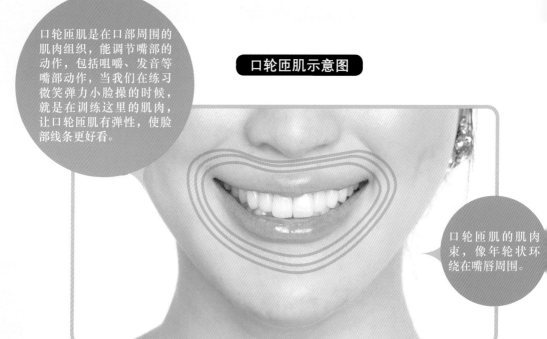

口轮匝肌是在口部周围的肌肉组织，能调节嘴部的动作，包括咀嚼、发音等嘴部动作，当我们在练习微笑弹力小脸操的时候，就是在训练这里的肌肉，让口轮匝肌有弹性，使脸部线条更好看。

口轮匝肌示意图

口轮匝肌的肌肉束，像年轮状环绕在嘴唇周围。

脸部小物训练器

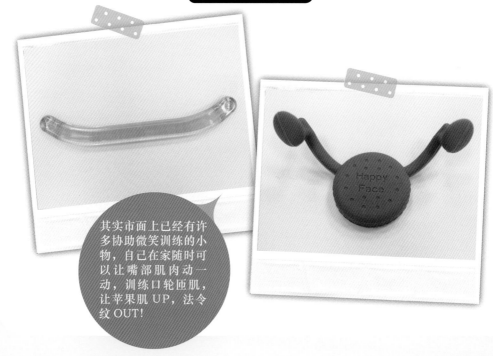

其实市面上已经有许多协助微笑训练的小物，自己在家随时可以让嘴部肌肉动一动，训练口轮匝肌，让苹果肌 UP，法令纹 OUT！

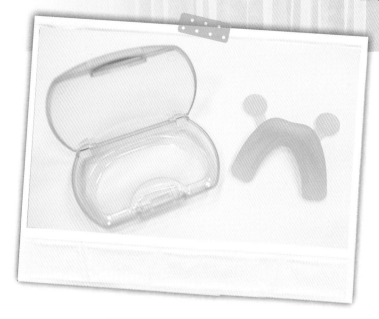

DIY训练微笑曲线：

不用花钱的 DIY 训练方式，利用简易取得的筷子来训练脸部线条吧！

Step1: 将干净的筷子横放在嘴巴处，以门牙轻轻咬住。

Step2: 门牙轻咬筷子的同时，脸部肌肉用力微笑将嘴角撑开，使能露出八颗牙齿的程度。

Step3: 上嘴唇用力往上，让门牙露出约 80% 的比例，经常练习，可增加口轮匝肌的弹性，笑容会变得更好看。

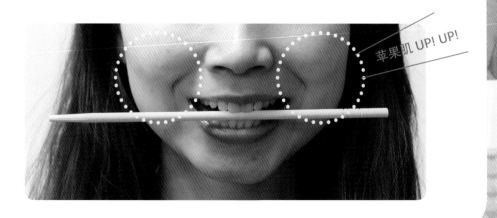

苹果肌 UP! UP!

2. 牙齿的自我检测！你的牙齿到底几岁了呢？

什么？我也能看出自己的牙齿几岁吗？难道牙齿的岁数不是跟我们本人的岁数一样吗？

的确，要算出"超准确"的牙齿岁数是很难的，但是倒是有很多特征可以让你：在家里判断自己的牙齿到底是不是"老了"喔！看看以下这几项，如果有的话就打个勾吧！打勾越多，就表示你的牙齿"年龄"越大，要开始注意啦！

Ⓐ 我的牙齿切端部分非常平整

一般来讲，发育中的青少年牙齿切端部分较可能呈现有锯齿状、不平整之处。如果你发现你的牙齿切端有点高高低低的，而不是一直线的平面，那恭喜你，你的牙齿还很年轻！相反地，如果切面平整，就表示牙齿年纪较大了，因为长时间的咀嚼总是会把牙齿磨平的。

发育中的儿童、青少年因为牙齿还没有经过长时间咀嚼磨平，所以还是带有一点锯齿状。仔细看看这些牙齿边缘，是不是都有一点一点的凹凸不平呢？

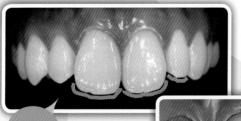

更年轻的齿形。

锯齿状

B. 我的牙齿比较短，从外面甚至看不太到

　　如果已经到了不张大口，别人看不到你的牙齿的程度，可想而知就表示你的牙齿经过长期的磨损而变短了，看起来也就老了。年轻人如果使用牙齿的方式不当，也有可能提早让牙齿变短！

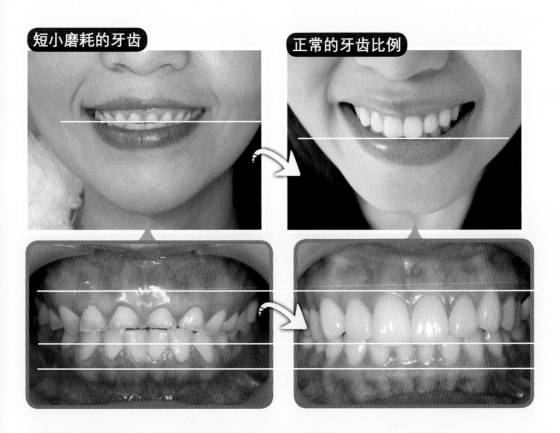

短小磨耗的牙齿　　　　正常的牙齿比例

左图为使用较久的牙齿，被磨得短短的；右图则为"年纪"较轻，长度较长的牙齿。
比较一下两边的门牙长度，应该就能清楚看出差别了！

C 我是国字脸或方脸

在咀嚼、咬合的过程当中，牙齿会变短，而牙齿变短的时候，人的脸形就会垂下来，所以你很可能会发现年纪大的人的脸都会偏国字脸或四方脸，但他们以前可能是瓜子脸呢！想象一个盒子，有个长条状的东西把它的盖子撑开。当那个长条逐渐变短，盒子也会逐渐合起来，就是这个道理。脸型也能用来判断牙齿的年龄，没想到吧！

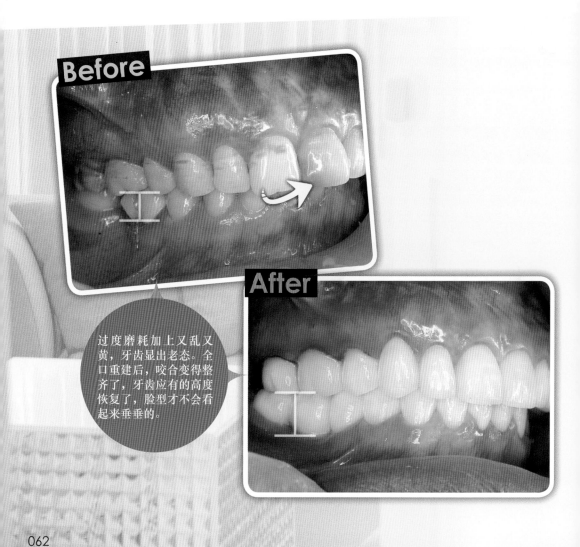

过度磨耗加上又乱又黄，牙齿显出老态。全口重建后，咬合变得整齐了，牙齿应有的高度恢复了，脸型才不会看起来垂垂的。

如果你有以上 A、B、C 这些症状，但你的年纪明明就还不大，那可真的要好好注意。举例来说，一般 50 岁的人，依常理判断可知他们还有 20～30 年可以使用牙齿。然而若你疏于保养，才 20 岁，牙齿就像 50 岁一般，你的牙齿就只能用到 40～50 岁了。那等到你 50 岁，牙齿就不能用了，以后要怎么办啊？可见善待自己的牙齿是很重要的。

国字脸侧边脸型示意：

为什么会有国字脸呢？牙齿每天都在咀嚼，长期磨耗造成短牙，当牙齿变短，脸型也会垂下来，看起来就会偏四方型。

左图是偏方脸型的牙齿咬合高度，与右图 V 脸的咬合高度相比，明显地有高低差，可以用咬合垫高的方式，做拉提的动作，恢复年轻的正确咬合。

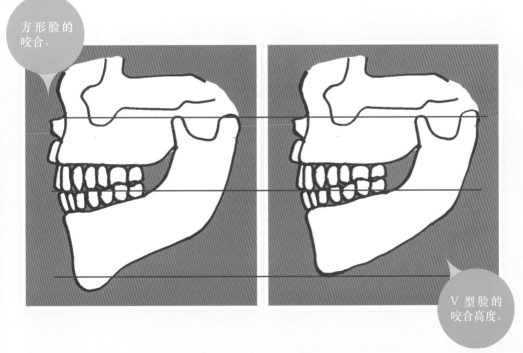

方形脸的咬合。

V 型脸的咬合高度。

3. "矫正"等于"整牙"吗？才没那么简单呢！

"我以前矫正过牙齿，所以我不需要整牙。"

"我以前矫正过牙齿，所以我的牙齿很好，以后都不需要戴维持器了。"

"我的牙齿老是黄黄的，我去做牙齿矫正好了，看看会不会改善。"

这些观念真的正确吗？矫正、整牙，两者之间到底有什么差别，是不是到现在还是傻傻分不清楚呢？矫正、整牙后到底会有哪些改变，是不是也不是很明白呢？这一篇将向大家详细介绍两者的差别。

Ⓐ 矫正与整牙，到底有什么差别？

矫正和整牙的目的都是希望牙齿变美观，但矫正只是帮助牙齿排列整齐而已。对牙齿凌乱的人来说，牙齿排列整齐的确就是"美观"了，但牙齿整齐的人则会觉得牙齿要白、牙齿的形状要漂亮，才会更"美观"。而这时就轮到整牙出场了！整牙不但能够像矫正一样让牙齿变整齐，还能改善牙齿的各种疼痛问题，让牙齿变白、形状变漂亮等，这就是矫正跟整牙最根本的差异了。

那我要怎么判断我要矫正还是整牙呢？基本上，肉眼看到的牙齿只有30%，还有70%的部分需要仪器和专业的医师来评估，所以如果问专业的医师你需要做矫正还是整牙，医师一般不会在第一眼就告诉你，因为还是需要先做一些检查作为判断的依据。不过，其实你可以先问问自己：到底想要牙齿变成什么样子？如果你同时有非常多的"想要"，包含想要改变脸型、想要牙齿更透白，甚至想要一个漂亮的"微笑曲线"，那这些绝对不是矫正做得到的。你也可以问问自己，打算花多少时间、多少金钱，再根据这些需求下决定。

【矫正与整牙比较表】

	矫正	整牙
适合谁做	· 想让牙齿变整齐的人 · 牙床颌骨不对称 · 严重咬合不正	· 想让牙齿变整齐的人 · 想让牙齿变白的人 · 想让牙齿形状变好看的人 · 缺牙的人 · 牙龈外露过多的人 · 脸型歪斜或不对称的人 · 笑起来不好看的人
结果	牙齿变整齐	· 牙齿变整齐 · 牙齿变白 · 牙齿形状变漂亮 · 脸型恢复对称，视觉年龄更年轻 · 拥有微笑曲线
术后移位	一定要戴维持器，以免牙齿大幅移位	可视情况由医师建议是否配戴维持器

【矫正与整牙比较表（续上页）】

花费时间	依矫正方式而定，一般约1~3年最为常见	手术时间多半很快，明显看到效果的时间则需要一个月至一年不等，依整牙方式而定
价格（仅供参考，实际疗程价格以专业医师评估为准）	2.16万~7.56万	3.89万以上
黄金时期	儿童（换牙后）青少年时期，年纪大一点也可矫正，但需花费时间较久、效果较不明显	没有年龄上限，一般建议18岁以上再整牙

Ⓑ 矫正牙齿有没有黄金期？

　　其实矫正有很多的派别，像有些学龄前的小朋友就已经开始做矫正了，而学术上有些人则认为要到学龄后才能做矫正，还有些人则觉得成人矫正更好。这些不同年龄的矫正方式都各有其依据：有些学龄前的孩子可能有特殊的先天性状况或不良习惯，例如兔唇或太爱吸手指造成牙弓狭窄等，需要在成齿还没长出来、还没换牙前就处理，所以要在学龄前进行；学龄后的孩子开始长出成人牙，医师会以引导牙齿排列的方式来矫正，如果小朋友控制得好，就可以不用拔牙；而成人的牙齿已经都长好了，所以成人矫正必须拔牙，腾出一个空间，再利用技术慢慢将凌乱或拥挤的牙齿拉回正确的位置。

　　至于有没有一个矫正的"黄金期"呢？现在的父母都觉得牙齿代表一个重要的形象、牙齿漂亮也是一种礼貌，所以常有些小朋友在7岁左右就开始做矫正了。有人认为小时候矫正花费的时间较短，因为小朋友的骨头发育还没有那么完整，牙齿很容易"引导"到该去的位置，让牙齿能够排列整齐，所以该在小时候矫正；但另一方面孩子的行为比较不能控制，配合度也较低，可能怕痛又怕看牙医，所以我们也无法告诉大家一定要在小时候矫正最好，还是要看每个人自己的状况而定。

同样地，成人矫正花费的时间长短，也要看每个人自己的状况来决定。成人的骨头已经都长好了，要改变它的位置，的确是会比起儿童花比较长的时间，但确切花费的时间长短，只是有点小龅牙的人，和牙齿咬合乱成一团的人肯定所需时间不同。

ⓒ 如何判断我到底要不要矫正？

前面说过，牙齿矫正就是利用各式各样的工具，将牙齿重新排列，回复到正确的位置。因此，如果你有以下的状况，就可以考虑做矫正。

1. **严重咬合不正**：龅牙牙或戽斗，也就是上面的牙齿比下面突出，或下面比上面突出。

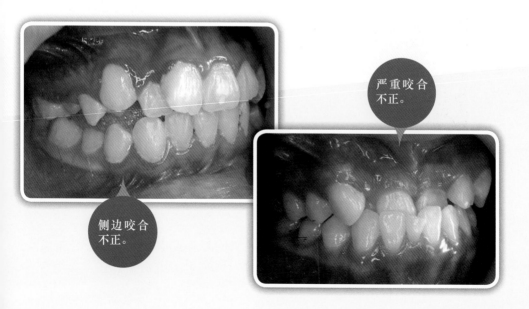

严重咬合不正。

侧边咬合不正。

2. **牙齿排列过度不整齐**：牙齿排列过于拥挤，或是有先天性缺牙所造成空间过多、过大者，皆需要做牙齿矫正。

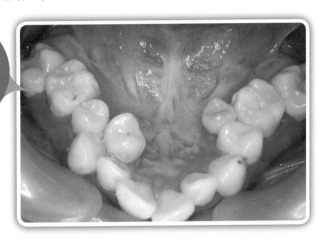

牙齿过度拥挤，造成排列不整齐。

3. **上下颌骨太暴**：如果上颌或下颌实在太暴，可能光是矫正牙齿还不够，需搭配外科手术，加上矫正，才能有正确的咬合、咀嚼功能。

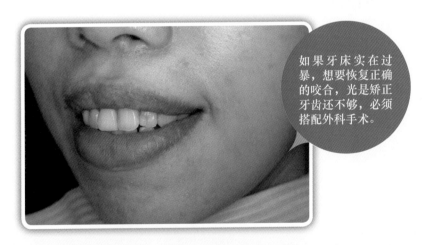

如果牙床实在过暴，想要恢复正确的咬合，光是矫正牙齿还不够，必须搭配外科手术。

为什么会有这些牙齿不整齐、咬合不正的问题呢？我们归纳出以下几项：

1. **遗传**：可能遗传了父亲或母亲的牙床排列。

2. **不良习惯**：在婴幼儿时期习惯吸手指、咬笔、咬棉被等，都会使牙齿位置偏离，或造成龅牙。

3. 错误的治疗：之前的牙医因某些因素而拔掉不该拔的牙齿（或太早拔），造成空间排列有问题。

4. 营养不良：营养素的缺乏会使牙齿发育不良，甚至有可能会造成先天性缺牙等问题，而间接导致咬合不正的问题。

考虑了你的"牙齿状况"适不适合矫正以后，还要考虑你自己对牙齿的期望是什么。如果觉得牙齿排列不整齐也没有太大的关系、不会影响到你的自信与日常生活、求职等事务，其实不矫正也不会是太大的阻碍。但如果你有以下这些期望，矫正就可以满足你：

1. 希望颜面及牙齿外观变漂亮。

2. 希望能比较轻松地保持牙齿清洁（排列整齐的牙齿比较方便清理）。

3. 希望能增加自信、改善说话时的发音毛病。

4. 希望咬合与咀嚼功能一切正常，不要因为不整齐的牙齿影响健康。

矫正前，医师会与你沟通、协调、确认，这样才能达到预期效果。因为矫正治疗常需花费相当长的时间才能完成，因此一定要长期高度配合，定期回到诊所接受调整与照顾，让医师全盘掌握你口腔内的状况，这样治疗才能成功。

矫正牙齿有点"牵一发而动全身"的感觉，就算你只有几颗前牙排列问题，还是要全口戴上矫正器，让每颗牙齿都能恢复到正确定点。而矫正器很容易堆积食物及造成牙菌斑，如果口腔卫生上不注意，牙齿还没变漂亮，就先造成牙周病及蛀牙，因此一定要持续保护及照顾牙齿，随时注意清洁。做好这样的心理准备，才能去接受矫正喔！

D 矫正牙齿一定要戴钢套吗？

说到矫正牙齿，许多人害怕的反而不是疼痛问题，而是担心被同侪朋友叫"大钢牙"。但其实除了传统的一般钢套矫正，另外还有三种选择：

成人快速整牙

也称为"美式前牙整形美容"，指的是利用美容牙冠，来改变错位牙、畸形牙的状况。医师会根据每一位患者的具体情况"量齿设计"，来改变牙齿的大小、方向、角度、形态、颜色等，使牙齿在短时间内即能达到理想的外形要求，不仅考虑患者的生理舒适性，还加入了诸多美学要素。对于齿列不整且对牙齿形态、色泽不满意，想一起改变的患者，美式前牙整形美容可说是多功能性的整合美容。这种矫正法其实已经有点进入"整牙"的领域了，但因为技术的关系并不是所有的诊所都会帮你做。

· 成人快速整牙范例——我的牙齿看起来整齐，但却不美丽？

萱萱 / 28岁 / 医美人员

由于从事医美专业工作，每天身处在美的环境里，作为一位专业人员，对美丽的要求当然是格外严格，且旁人和顾客会投以更高的眼光去评审美丽，因此会十分在意自己是否看起来能够带给客户专业且亮眼的形象。我的牙齿还算整齐，但是牙齿表面却偏暗色，让我笑起来时，总觉得美中不足，对于我的专业形象有点打了折扣。

因为自己本身专业在医美领域，因此更明白除了医师的专业技术之外，关于美感和手感的经验，技术也是同等重要的，所以决定去接受"美式前牙整形美容"，在工作忙碌之余，也能够很快地改善牙齿困扰！我的牙齿因为蛀牙与突兀的假牙而让牙齿颜色不均，笑起来尴尬，在接受"美式前牙整形美容"之后，齿色变得透白，辅助微笑曲线的量身设计，笑起来有质感了，让我在工作领域里更有自信地展现专业！

美式前牙整形美容实例 1

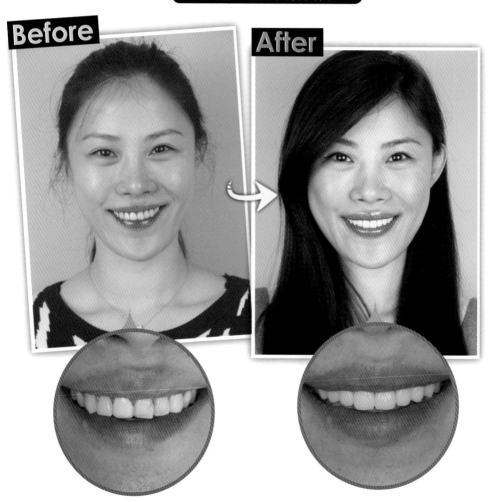

牙齿虽整齐，但是蛀牙与突兀的假牙让牙齿颜色不均，笑起来尴尬。

齿色透白亮眼，加上微笑曲线的设计，让美丽加分，也更有魅力！

美式前牙整形美容实例 2

· **别让不良假牙 / 贴片，拖垮你的微笑曲线！** 刘伊心 / 艺人

艺人刘伊心的健康肤色让微笑时的牙齿更明显，所以容易被放大缺点。牙齿不是白就好，牙齿排列的层次角度，还有牙龈比例的完美，才造就微笑曲线构成的动态美，这和一般民众认知的白是有相当大差异的，牙齿太白、太平面，容易让嘴形看起来暴暴的，视觉上不自然，就像一排假牙的印象，这也就是为何伊心在找过牙医师整理了牙齿之后，却仍无法把微笑的甜美表现出来的原因。

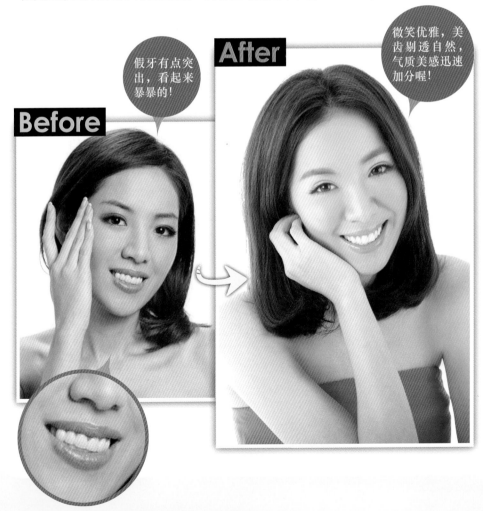

假牙有点突出，看起来暴暴的！

Before

After

微笑优雅，美齿剔透自然，气质美感迅速加分喔！

美式前牙整形美容NG案例 1

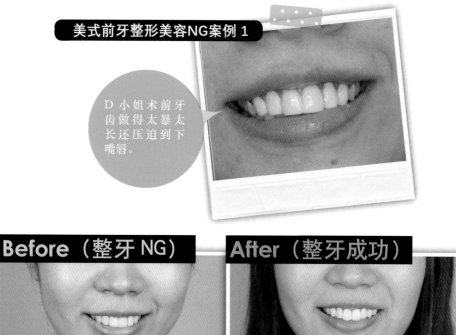

D 小姐术前牙齿做得太暴太长还压迫到下嘴唇。

Before（整牙NG） **After（整牙成功）**

比例过长造成牙齿不对称，将影响到咬合，让食物因为咀嚼不足而难以被消化，于是造成胃的负担。

美式前牙整形美容NG案例 2

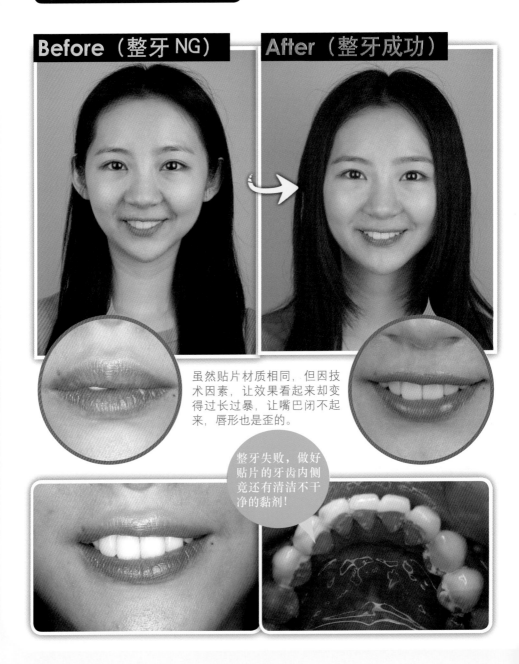

Before（整牙 NG）

After（整牙成功）

虽然贴片材质相同，但因技术因素，让效果看起来却变得过长过暴，让嘴巴闭不起来，唇形也是歪的。

整牙失败，做好贴片的牙齿内侧竟还有清洁不干净的黏剂！

美式前牙整形美容NG案例 3

Before（整牙NG）

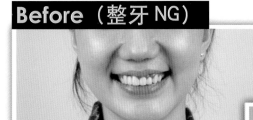

After（整牙成功）

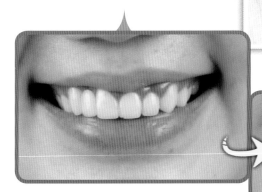

只更换假牙却没有处理牙龈，缺乏整体美感设计，造成视觉凌乱，不自然的假牙和原先预期的落差很大。

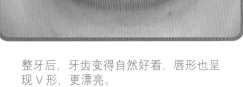

整牙后，牙齿变得自然好看，唇形也呈现 V 形，更漂亮。

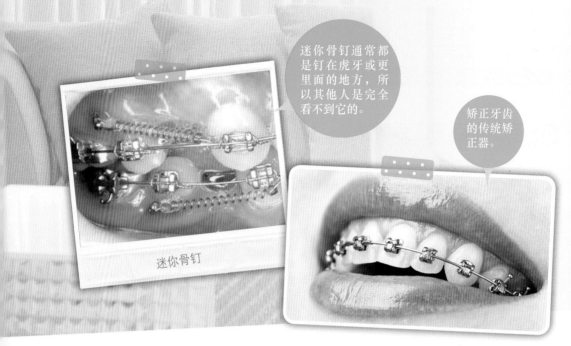

迷你骨钉通常都是钉在虎牙或更里面的地方，所以其他人是完全看不到它的。

矫正牙齿的传统矫正器。

迷你骨钉

迷你骨钉矫正

运用迷你骨钉、骨板充当支柱，用来矫正牙齿。这是一种最新的技术，不仅手术简单，还可缩短治疗的时间，因为是钉在虎牙或更里面的地方，从外观上也看不出来，是想要拥有一口美齿的人新的选择。

迷你骨钉以及骨板本来就经常被运用在神经外科、整形科、骨科上，也用在矫正牙上。一般在矫正治疗时需要强而有利的"锚定"做支柱，而后牙的牙根稳固，就常被用来做矫正时的"锚定"。最新的矫正技术则是将迷你骨钉或骨板锁在骨中当作"锚定"，可依需要放在最有利的位置，矫正完成后再将骨钉拆除即可。因此，就算后牙缺牙，或后牙牙周组织破坏不稳固，找不到"锚定"，也可以利用骨钉当"锚定"来矫正。因迷你骨钉直径很小，加上迷你骨钉及骨板为生物兼容性高的钛合金，拆除后数天伤口即可愈合。

进行植入迷你骨钉的手术相当简单，只要局部麻醉、翻开牙龈，将迷你骨钉锁入骨中、再进行缝合即可，手术时间只要 10～20 分钟即可完成。

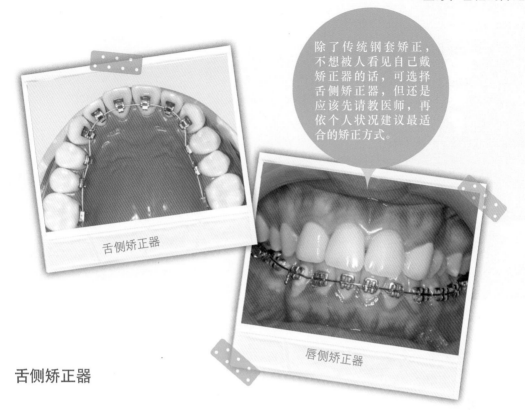

除了传统钢套矫正，不想被人看见自己戴矫正器的话，可选择舌侧矫正器，但还是应该先请教医师，再依个人状况建议最适合的矫正方式。

舌侧矫正器

唇侧矫正器

舌侧矫正器

"舌侧矫正器"在十多年前就有，只是当时技术仍未趋成熟，而且对口腔黏膜刺激较大，患者比较不能忍受。现在欧美国家和日本对这方面的临床研究相当不错，舌侧矫正已经成为一种不错的选择，而不是以前患者避之唯恐不及的技术。

舌侧矫正器的好处除了看不见之外，也较不必担心牙齿表面的脱钙现象。牙齿表面的脱钙现象较少发生，蛀牙率就会低许多。不过，装舌侧矫正器就一定要做好口腔清洁，否则食物残渣卡在矫正器周围，很容易造成牙龈肿大的现象，产生牙龈炎或内侧蛀牙。

装置舌侧矫正器较麻烦之处是：①医师操作上比较困难，调整的时间耗时较长，且整体治疗过程也会拉长一些，费用就相对提高许多。②平常讲话发音会受一点影响，一般需要2~3周的调适。③有时咬合会受到干扰，也需要适应一段时间。不过，虽然有这些缺点，但对于工作环境不允许戴矫正器，或无法接受一般矫正器的人，这是非常不错的一种矫正方式，保证做完了矫正治疗还没有人会发现。别人只会觉得奇怪，为什么你会越变越美丽！另外还有"隐形矫正"，后面（p195）将介绍说明。

🅔 矫正牙齿有什么需要注意？

做矫正时，建议你可用矫正专用牙刷刷牙。若还是学生或上班族，可以准备2支牙刷，一支家里用，另一支可带到公司或学校，只要有吃东西就可以立即刷牙，这样才不会等到下课或下班时再洁牙，拖这么久，可能你的牙齿已经发生轻微的蛀牙了。

另外，矫正有一个一定需要配合的地方：戴维持器。矫正是把牙齿移到我们认知当中认为"正确"的位置，可是身体是有记忆的，牙齿跟牙龈中间的韧带有弹性，它会因为"记忆"的关系，朝着原来的位置跑。如果你没有按时配戴维持器，把牙齿固定在正确的位置，牙齿都有可能跑回原来的地方。也就是说只要做过矫正，维持器就是一辈子离不开你的好朋友啰！

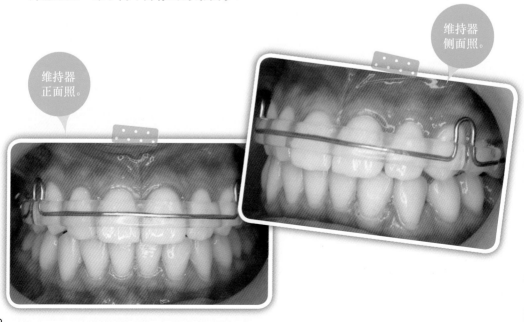

维持器正面照。

维持器侧面照。

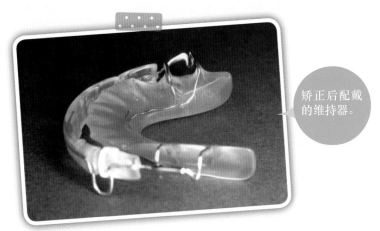

矫正后配戴的维持器。

F 为什么很多人在矫正过后，还是跑去整牙呢？快看看这些实例！

· **镜头下的百变自信，从整牙开始！**

问题： **矫正后，却发现无法解决牙齿的颜色和比例问题**

酷似安室奈美惠的网拍模特儿：拥有一口贝齿，和甜美微笑曲线的星潼，大方地分享做完美齿贴片后的自信以及更多元的演艺工作。看着百变造型的作品，发现做美齿贴片前后的最大差异就是微笑和眼神的自信度，所以说只要牙齿变漂亮，整个人也都会亮起来！

星潼已经当了 6~7 年的模特儿，除了网拍模特儿的工作之外，许多的平面杂志，甚至音乐 MV 都有她美丽的身影。身为一位模特儿，自信当然很重要，然而，星潼却被一个问题困扰着。没错！就是牙齿！

星潼曾经花了两年做矫正，她说，以前牙齿不整齐，唯一想到的方式就是拔牙作矫正，现在想起来，就觉得好辛苦喔！因为一开始的适应、清洁等都是问题，更何况模特儿是靠脸吃饭……重点是，两年过后还是需要天天戴维持器（避免牙齿跑回以前凌乱的位置）。好不容易牙齿变得比较整齐了，开始希望牙齿可以透白，比例上也希望能够更好。后来星潼才知道，原来很多艺人都含蓄地说自己只是去矫正牙齿或美白牙齿，但其实背后的真相是他们都有整牙的经验！

　　星潼说，整牙能够让牙齿变得健康之外，还变得整齐美观。她也看过许多麻豆儿同业也去做过，内心就会开始打分数、作比较，因为看过做得不是那么自然的作品，所以在选择上更谨慎，毕竟，这是要放在口腔内永久的东西呀！所以她也坚持要多跟专业医师沟通，才能帮助自己精准地解决牙齿的问题！

矫正后还去整牙案例 1

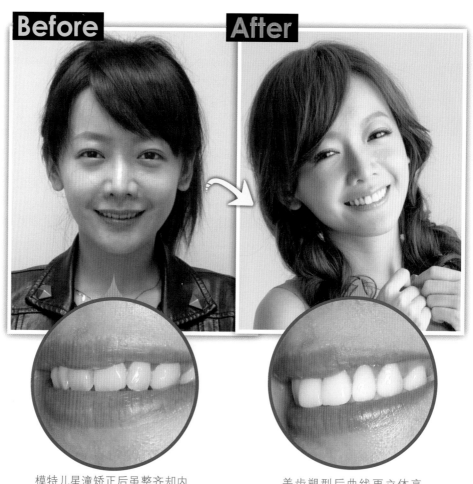

模特儿星潼矫正后虽整齐却内凹，牙齿颜色也变黄。

美齿塑型后曲线更立体亮白，微笑更甜。

· 不用矫正，牙齿美容一劳永逸！

问题： 矫正后，牙齿却变内凹？

　　"我不想要花 2~3 年的时间矫正牙齿！""因为工作上的需求，无法配戴矫正器！""年纪大了，我适合戴矫正器吗？牙齿一定要拔吗？""虎牙只能戴矫正器调整吗？"这些问题想必是很多人的疑问，不过大部分的人对于牙齿整形，仍然停留在矫正的阶段，不知矫正是让牙齿归位，但无法改变齿质，包括齿色与齿形；很多牙齿凌乱的朋友，在牙齿归位后，才又开始检视自己的牙齿太黄、形状不好看，甚至笑起来牙龈外露等问题；也有很多人以为只有外暴的牙齿才需要调整，却不知越来越多年轻人有"ㄇㄠ"牙的状况。"ㄇㄠ"牙指的是牙齿过凹，让

矫正后还去整牙案例 2

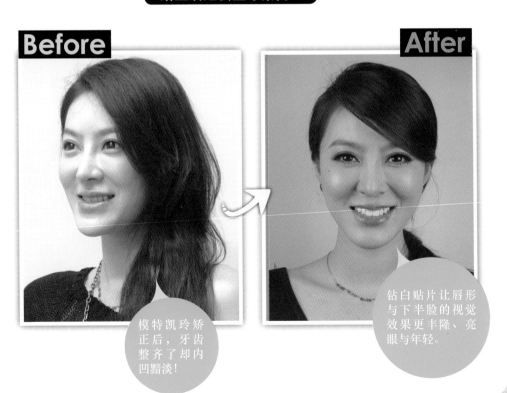

Before

模特凯玲矫正后，牙齿整齐了却内凹黯淡！

After

钻白贴片让唇形与下半脸的视觉效果更丰隆、亮眼与年轻。

人容易看起来苍老，除了缺牙的问题之外，还有人是因为矫正过了头，牙齿变得往内凹，才会看起来未老先衰！

这样的状况，可以选择以美齿贴片来协助改善。钻白美齿贴片的硬度与牙釉质接近，不易脱落，论材质来说，高科技甚至已能达到与真牙相似的硬度与色泽，之后再寻求牙齿美容的帮助。

自然微调的美感追求是现在的流行趋势，而矫正只是把牙齿变整齐，但是更多美白与美型的需求无法被满足，加上效率化是求美的动力之一，漫长的矫正时间（平均2~3年）更让人怯步，取而代之的是前牙快速美容整形的技术，平均只需2~6周就能变美丽的过程，更让人心动与行动。很多人担心磨牙齿是否会造成牙齿健康部分的影响，其实在正式治疗时若患者的调整角度不大，专业的美齿塑型医师并不需要磨除太多的牙齿结构。美齿贴片就像是"牙齿的面膜"，以人工牙釉质创造牙齿的完美形态。薄度只有0.2~0.3毫米，其硬度与弯曲强度的展现也极佳，几乎可以在不打麻药、不需修牙的情况下，进行牙齿的微调整，疗程时间短，也称为"牙齿午休整形"。也因为修磨齿质较少，甚至不需临时牙套，疗程中也不影响生活作息。

彩妆能够画出脸部的美丽，只有"牙齿"无可奈何，这是不是你不爱笑的原因？都矫正了，怎么笑起来，还是感觉不对？牙齿不是衣服，坏了可以换吗？不想冒这种险的话，建议要慎选专业医师诊疗，一次选对专业，让你一劳永逸！

4. 整牙到底有哪些方式？

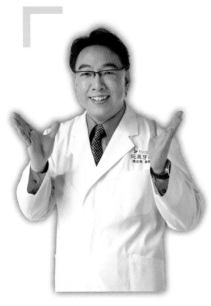

所谓的"整牙"其实是依照每位患者的需求以及他想达到的美观状况，量身定做地做调整，也就是说每个人的"整牙"方式可能都不同。因此，你不能在听朋友或亲戚的整牙经验后，就跑去找医师要求要做一模一样的"整牙"，因为每个人的牙齿都不同，整牙的方式当然也应该要不同了！

当然，整牙的方式虽依据每个人的状况可能有不同的排列组合，我们还是能够大概整理出几种最常见到的整牙方式，在这里为大家介绍。

A. 牙龈重整

牙龈的健康和牙齿的健康息息相关；想要拥有美丽的牙齿，就不能拥有糟糕的牙龈。因此，在整牙中，牙龈的重整也是个重要的部分。对于牙龈的美化，又可以分成几种方式，如调整牙龈的颜色、粉嫩度、治疗牙周病造成的牙龈问题等。

举例来说，想调整牙龈的粉嫩度，多半会使用激光气化的方式，把沉积在牙龈中的黑色素带出来、破坏掉。过程有点像美容打掉黑斑一样，效果很好。一般来讲，医师会依牙龈的颜色深度来决定要"打"几次，通常会在 1~2 周间治疗完毕，而大约 1 个月后就会发现牙龈变粉嫩了。当然，牙龈看起来黑黑的除了体质外，也有可能是抽烟造成的，所以就算做了激光美化，如果还是继续抽烟，过了 1~2 年后还是会黑回来。

此外，利用激光治疗形状或长度不好看的牙龈，也算是整牙的一部分。例如牙周病的人严重时，牙周囊袋可能会过多，造成牙龈的增生或其他的病变，就可以使用这种方式处置。即使是没有得牙周病的人，只要是对牙龈的长度、曲线不满意，或认为牙龈外露太多，也能选择做这种手术。医师会使用激光缩小手术的伤口，不但能够将牙龈难看的地方切掉，也能达到美容的效果。

遇到对自己的牙龈形状不满意的顾客，我们会替他们用手术调整牙龈形状，外面再用全瓷冠套起来，达到"微笑曲线"的效果。这样不但调整了牙龈，也能调整嘴形！例如有些人的人中部分骨头增生比较多，骨头较厚，牙齿又长在比较里面的地方，嘴巴的形状就不好看。这时就可以利用手术来调整增生骨与人中骨头厚度，解决这个问题！这样也能间接地让脸部下方 1/3 处的轮廓达到漂亮的效果。术后大约要 2 周到 1 个月的时间才能看到最好的效果，要耐心等一下喔！

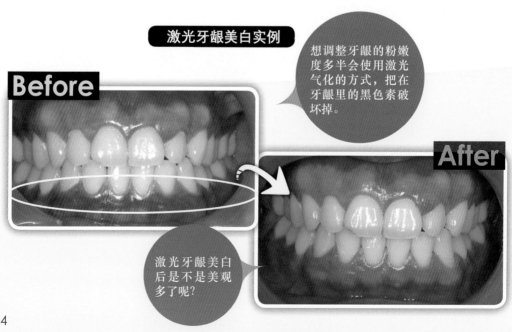

激光牙龈美白实例

想调整牙龈的粉嫩度多半会使用激光气化的方式，把在牙龈里的黑色素破坏掉。

Before

After

激光牙龈美白后是不是美观多了呢？

激光牙龈重整实例

牙龈整形前，牙龈外露，前牙看起来也比较暴，有种大婶的感觉。牙龈重整后，不但牙龈不再严重外露，连唇形也变得优雅！

牙龈整形不但可以调整牙龈的露出程度，甚至也能把灰灰脏脏的牙龈美白！

Before

After

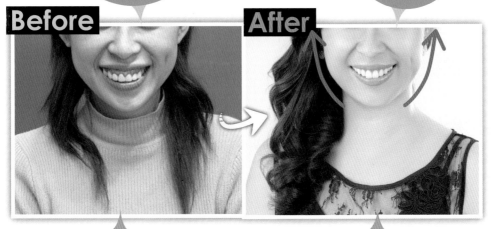

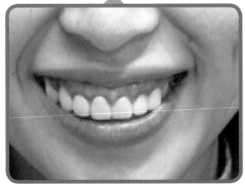

暴牙，牙龈外露。

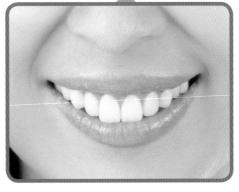

牙龈整形不但改善过凸过暴的牙床，也让牙齿排列更有层次，唇形呈 V 形，更甜美。

B. 瓷贴片

利用"贴片"也是整牙的一个好方法，可以用来改善症状比较轻微的牙齿凌乱，尤其牙齿微乱，但角度没有差太多的患者更加适用。瓷制的贴片有个好处，就是不但可以改善牙齿的形状，也能连颜色和角度一起调整。像有些人有中间内凹、两侧却往外翻的"蝴蝶牙"，就可以利用贴片去改善角度。

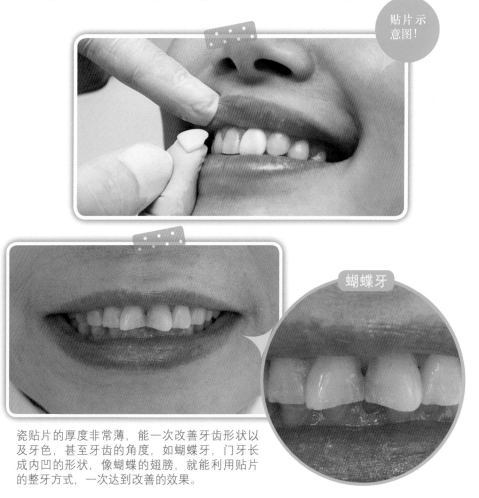

贴片示意图！

蝴蝶牙

瓷贴片的厚度非常薄，能一次改善牙齿形状以及牙色，甚至牙齿的角度，如蝴蝶牙，门牙长成内凹的形状，像蝴蝶的翅膀，就能利用贴片的整牙方式，一次达到改善的效果。

　　"贴片"的概念或许一般大众还不是很了解，也因此常有人问我们：贴片的原理究竟是如何呢？其实贴片的厚度非常薄，只有 0.2～0.3 毫米，甚至现在还有 0.1 毫米的。这有点像是女生做贴指甲贴时，不是也会用贴纸整个包覆住指甲吗？外表虽然改变了，但里面还是自己的指甲，指甲也不会因此受到伤害。牙齿贴片也一样，内部还是自己的牙齿，外部则用瓷块去改变它的形状还有颜色。贴片的制作只需要 1～2 周的时间为你量身打造，非常方便，效果也很好。

瓷贴片整牙实例

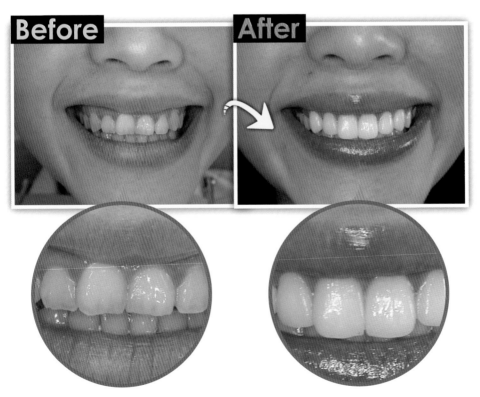

术前正面牙齿暗黄短小，门牙内凹！

术后重塑牙齿比例，齿色透白，呈现 V 形微笑曲线！

瓷贴片整牙实例

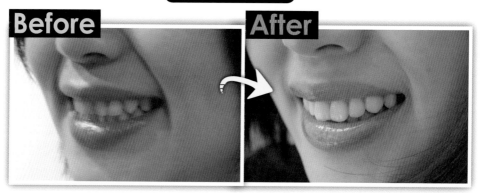

牙齿内凹偏小，笑起来有阴影！　　　　改善比例、齿色，牙齿自然有层次！

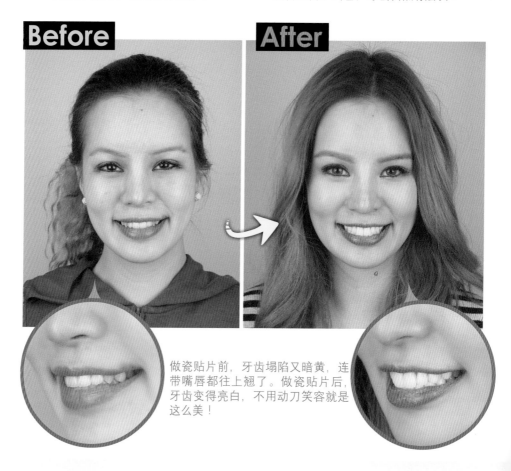

做瓷贴片前，牙齿塌陷又暗黄，连带嘴唇都往上翘了。做瓷贴片后，牙齿变得亮白，不用动刀笑容就是这么美！

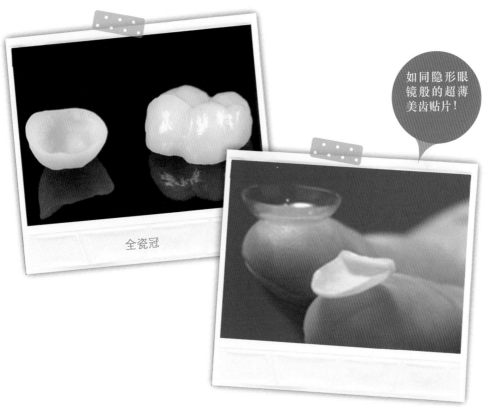

全瓷冠

如同隐形眼镜般的超薄美齿贴片！

C 全瓷冠整牙

全瓷冠和贴片"只是盖住表面"不同，而是像假牙一般，但材质是全瓷的，没有任何金属。没有金属的好处就是不会伤牙龈、不会造成牙龈变黑，同时也可以造成美容的效果。既然是做假牙，可想而知，可以改善的部分就很多，不但可以改变整颗牙的位置，也可以连角度一起调整。如果牙齿凌乱程度不小，就可以使用这种美容方式。一般做全瓷冠整牙，从手术到看出效果的时间大约要2周，建议大家要有耐心，强制要医师加快速度不但达不到该有的效果，若精准度、密合度不好，反而可能还会伤害到自己的牙齿呢。

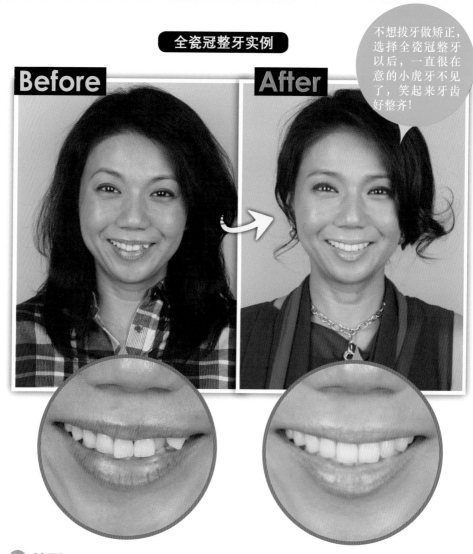

全瓷冠整牙实例

Before

After

不想拔牙做矫正，选择全瓷冠整牙以后，一直很在意的小虎牙不见了，笑起来牙齿好整齐！

D. 植牙

　　传统矫正可能要花二三年以上的时间，也很可能有拔牙的需要。有些人可能不喜欢，或觉得自己无法配合每个月乖乖到诊所让医师调整矫正器。也有人可能觉得：我只有一颗牙齿很丑，虎牙长得有点高而已，为什么需要矫正，这么麻烦？事实上，以上这些人就很适合使用植牙！面对这些只有"单一"颗牙有问题的患者，我们就会选择用植牙的方式来改善牙齿的位置。

一般植牙分成两个阶段，第一个阶段是先把植体放到骨头里，等它愈合，3个月后等骨头与植体的密合度非常稳定，才把假牙装上去；所以植牙的方式至少要等3个月才能看到最好的成效。

植牙成功实例

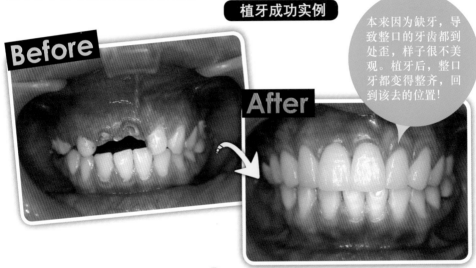

本来因为缺牙，导致整口的牙齿都到处歪，样子很不美观。植牙后，整口牙都变得整齐，回到该去的位置！

😁 专家来告诉你

Q：整完牙以后，有什么要注意的事吗？

A：无论是哪一种整牙，术后的照顾都很简单，就是要认真刷牙、日常生活中做好维护，每半年定期回诊、洗牙。只要好好保护牙齿，不让牙周病等情形产生，整牙后的牙齿都跟原本天生的牙齿一样，可以用一辈子！

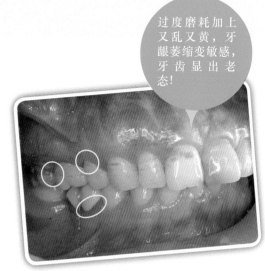

过度磨耗加上又乱又黄，牙龈萎缩变敏感，牙齿显出老态！

E. 全口重建

一般会需要全口重建的患者，大部分都是因为以前接受医师治疗时，或许因为咬合的方式没有加以确认，反而越治疗脸变形得越厉害。也有一些人是因为年纪较大，或牙齿的使用方式不对，所有的牙齿都被磨到非常短小。面对这样的患者，我们就会建议藉由全口重建把牙齿恢复到应该的位置，不但健康，也达到美观的效果。

全口重建比较复杂，所以所花的时间就会因个人而异。一般来讲，需要全口重建的患者可能都要预备半年的时间准备，因为要把牙齿从错乱的位置改到正确的位置，牙齿总会需要适应期。在这个适应的过程中，医师会用临时假牙估算牙齿正确的位置、高度。而这个适应期究竟多长，就得要看患者自己的适应状况如何了。如果需要花很久的时间来适应新牙，再加上反复调整位置的时间，可能会需要半年至一年不等。

· 全口重建实例 1——牙齿恢复健康后，连脸部线条也能跟着年轻起来！

状态保持得很好的彩秋姊，身影总是活跃在社交圈，在唯一看得出破绽的牙齿上，进行美丽与健康大作战后更是充满自信。原来脸型变方，和牙齿长期磨损（磨牙、咬硬的食物，还有年龄增长）有关，在进行全口重建，回复年轻时的咬合高度后，搭配微笑曲线的重塑，让美齿剔透又健康，也减少了敏感性牙齿的困扰，整个人看起来年轻了 10 岁！！

前牙美容＋全口重建实例1

全口重建后，咬合变得整齐了，牙齿看起来年轻又利落！

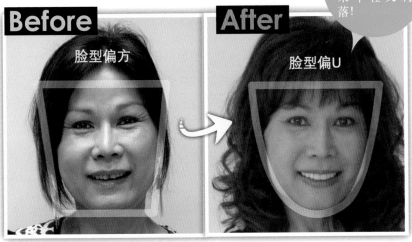

彩秋姐原有蝴蝶牙（门牙内凹）＋牙齿磨损！

医师藉由全口重建把牙齿恢复到原来位置。

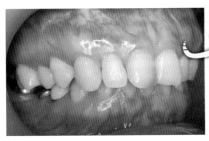

牙齿磨损，咬合时几乎看不到下排牙齿！

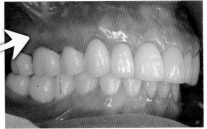

齿色透白净亮，重建年轻的咬合高度！

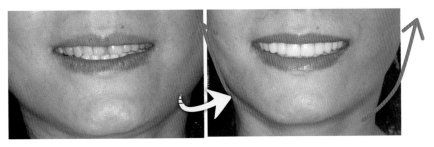

除了门牙内凹之外，牙齿磨损，咬合高度下降，脸型也跟着变方变垮！

重建牙齿正常高度，恢复年轻时的轮廓，柔和排列出微笑曲线！

· 全口重建实例2——以牙还牙! 加倍奉还! 幸福微笑!

林小姐 / 28岁 / 秘鲁华侨

林小姐真无法置信,自己明明找上了秘鲁最有名的牙科医师,竟然还不到一年的时间,前牙4颗的植牙,就因植体位置太相近导致发炎感染,已经取下了其中2颗植体,另外还在的2颗植牙也是摇摇欲坠!

林小姐在失望中回到台湾,寻求更专业的植牙美学医师。透过3D断层扫描一看,原来在没有骨本、牙床骨缺乏的状况下植牙,就如同在地基被掏空的地层上盖大楼!骨头都塌陷了,嘴形当然跟着塌,才会显得老态!

植牙,绝对不是种进去就好。经验丰富的专业植牙医师会审慎评估植牙空间的条件,于是3D断层扫描的存在,极具参考价值。尤其是全口重建的例子,许多患者术后产生的不满意,就是因为有些医师只在意植牙植体本身的成功,却忽略了患者术后发音的舒适度(植牙种的位置太偏内侧,影响术后发音,变得大舌头,甚至导致假牙将来的支撑度不足),也忽略脸型的丰隆与饱满,术后反而变得苍老。牙床骨条件不够时的补骨补强位置,决定了往后植牙寿命与耐用的关键,而牙床丰隆度的塑型与植牙位置,也在此时决定了日后美学重建的美感呈现。

而秘鲁华侨林小姐透过新式美齿微整形技术,植牙再造与微笑重塑,成功回复妙龄女孩该有的灿烂微笑!唇形齿形也在微笑曲线重塑后,变得焕然一新,还她该有的青春美丽。

植牙＋全口重建实例2

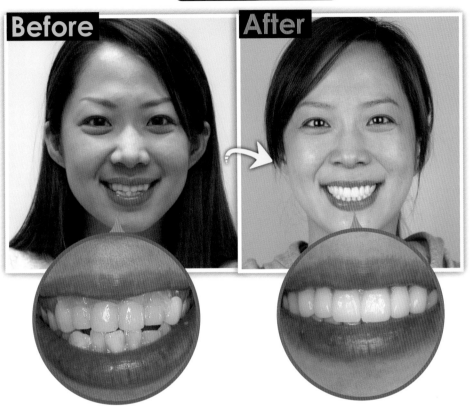

Before

After

缺牙处用临时假牙撑住门面！

术后微笑剔透自然！

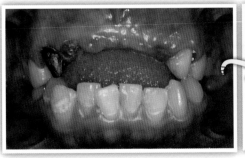

以前植过牙，但却导致牙床骨流失（坊间牙科医师判断只能配戴活动假牙）！

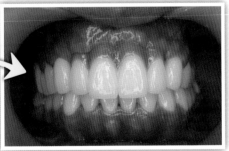

植牙成功，并用前牙美容技术丰隆美化牙龈，还她整齐剔透的牙齿！

咬合重塑＋全口重建实例3

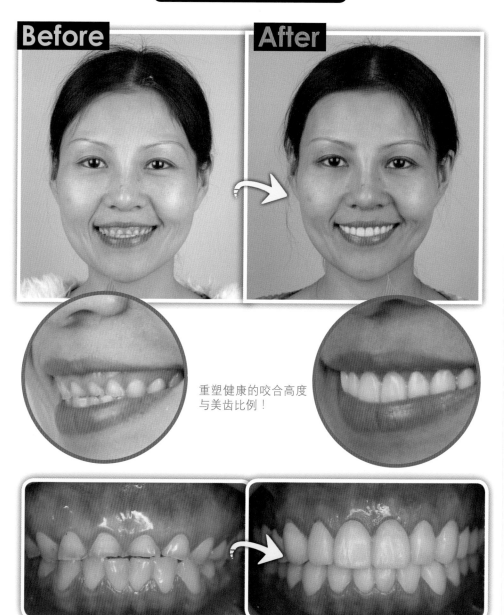

Before **After**

重塑健康的咬合高度
与美齿比例！

上排牙齿几乎磨光，磨损严重！　　　　临时假牙阶段，重新找回正确的咬合高度！

【各种整牙方式的比较】

整牙方式	特点	适用对象	需花多久才会有效果	价钱
牙龈重整	· 能让牙龈变得粉嫩，或调整牙龈的形状、曲线 · 能连带调整脸部轮廓	牙龈颜色或形状难看、牙龈外露、嘴形不好看者	2~4周	分区域计算，共有左上、左下、右上、右下4区，每区6480元左右
瓷贴片	· 厚度非常薄，量身定做 · 能改善牙齿的颜色与角度	牙齿轻微凌乱或颜色不好看者	1~2周	4320~6480元
全瓷冠整牙	· 不含金属，不伤牙龈 · 可改变牙齿的位置与角度，类似假牙	牙齿中度~严重凌乱者	约2周	5400~7560元
植牙	· 改善牙齿位置、角度、颜色	缺牙、单颗牙有问题者	约3个月	2.16万元左右
全口重建	· 将牙齿从错乱的位置调整到正确的位置 · 改善健康、增进美观	牙齿使用方式不对、年纪较大者，或曾因治疗不当而牙齿严重歪斜者	因人而异，长则约半年至一年不等	6.48万元以上

5. 到底牙齿要多严重才需要整牙？

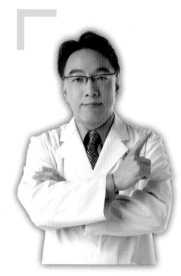

常有患者来问我们这个问题："医师，我这个程度可以整牙吗？"

也有一些人听到整牙的建议后，会说："我的牙齿好好的，不需要整牙吧。"

其实虽然牙齿受损严重程度的确是判断是否要整牙的一个依据，但也不见得一定要等到"某个严重程度"才整牙。整牙是自己的一种选择，而这篇就稍微和大家聊聊何时该做出这个选择。

就算牙齿"表面上"觉得没有问题的人，也可以整牙。这是因为我们肉眼只能看到牙齿 30% 的部分，剩下的 70% 还是要透过检查、全口 X 线等扫瞄来观察。因此即使你的牙齿似乎看起来没什么问题，医师可能还是会以健康的考虑来建议你整牙，而这就表示你的牙齿在肉眼看不到的部分出了问题！此外，就算是牙齿问题不大、医师也没有建议你整牙，只要你对自己牙齿的美观度不满意，还是都可以请医师帮你做整牙，所以整牙可以说并非牙齿坑坑疤疤者的专利，而是任何人都可以尝试的一种选择。

那是否有一些人，医师会建议你"一定"要整牙呢？医师会有这么强烈的表示，通常是你的状况真的蛮不轻，已经到了咀嚼困难、影响日常生活的程度。一般来讲，如果没有造成健康的损害，医师其实不会这么强烈地建议你整牙，只有碰到牙周病太严重、吃东西有问题，或缺牙缺太多时，医师才会告诉你"这个情况，真的建议你非整牙不可"。专业的医师都可以从你的牙齿"现在"的状况预见未来 5 年、10 年的状况，所以如果医师发现你的牙齿 5 年、10 年后会变得更糟，就会提出整牙的建议，毕竟牙齿的治疗越早越好，越晚处理衍生出来的状况就越多。

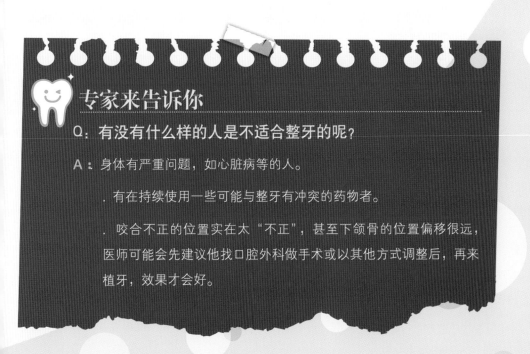

专家来告诉你

Q：有没有什么样的人是不适合整牙的呢？

A：身体有严重问题，如心脏病等的人。

. 有在持续使用一些可能与整牙有冲突的药物者。

. 咬合不正的位置实在太"不正"，甚至下颌骨的位置偏移很远，医师可能会先建议他找口腔外科做手术或以其他方式调整后，再来植牙，效果才会好。

6. 何时才是整牙的 黄金治疗期？

"人家都说矫正是小朋友的时候做效果最快，所以整牙也要从小做。"

"没听过六七十岁还在戴矫正器的，所以整牙应该也是一样。"

这是真的吗？难道学龄期真的是整牙的黄金期、年纪大了就不能整牙？错！这里带你来看看整牙到底什么时候做比较好。

"整牙"和"矫正"不同，矫正会移动牙齿，而整牙却是把牙齿"旧地重整"。因此，医师会建议要18岁以上才能整牙，这和法令无关，而是18岁的人不但骨头发育已经完整，也确定牙齿不会有什么其他的变动，整顿起来才方便。要是开始整牙后牙齿又出现变动，对整个整牙的结果都会有影响。正是因为这样，医师才会建议牙周有问题的人不要做整牙，因为牙周问题可能造成牙齿附近的骨头移动，整牙效果不彰，最好先治疗完牙周疾病，再来整牙。

那么如果年纪较大，会比较不适合整牙吗？其实是不会的。我们很多顾客都是40~50岁的妈妈，或甚至是阿嬷级的呢！牙齿有点像轮胎一样，会在一次次吃东西的过程中磨耗而变平、变短、变黄，所以年纪大其实从牙齿就可以看出来。因此，做完整牙可以让整个人视觉上年轻 10～20 岁，年纪大的人效果更明显，所以非常建议年纪较大的人整牙喔！

牙齿就像是身体的零件一样，以前耗损的零件不能更换，但现在却可以靠着发达的牙科技术，利用全瓷牙冠取代人工牙釉质，不但避免敏感，也可以减少磨耗、让你变得更年轻，何乐不为呢？

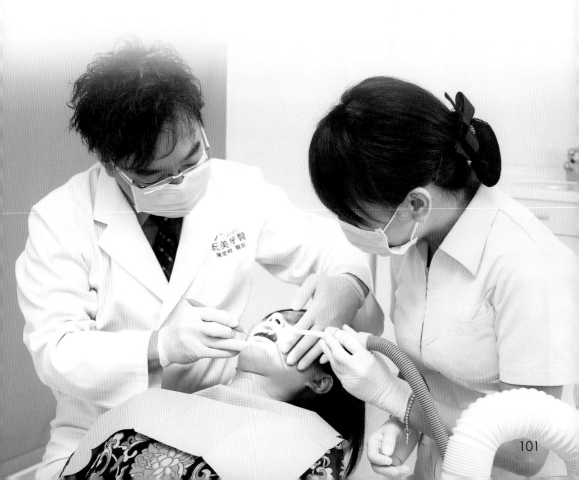

101

7. 我该如何挑选适合我的牙医呢？

牙科诊所何其多，我到底该到哪一所？一旦决定要整牙，许多人想必接下来都立刻会有这个疑问。当然，除了位置方便、价格能接受以外，还有一些项目可以当作判断的标准，在这里为大家列出来，每一项都可以用来参考看看！

❶ 医师的细心与耐心程度：不需要做什么大手术，只要从医师替你做的基础保养、清洁过程中，就可以看得出这位医师的细心度、耐心度还有手感。例如有的医师非常热忱，但手劲可能过大；或有的医师虽然医术好，但面对嘴巴关节受损、张不太开的患者，容易不耐烦等，这些就都会成为你要不要选择这位医师的依据。

❷ 医师的美感：就算并非为了美观，而是为了蛀牙等病痛才去找牙医，也可能会需要医师帮你注意牙齿的外观。例如门牙蛀了需要填，颜色的选择就很重要，虎牙蛀了需要补，形状怎么做最好看也很要紧。医师如果有美感，就可以更好地帮助你治疗这个部分。

❸ 诊所的设备：现在的科技日新月异，进步的诊所设备能够帮助患者减少疼痛。例如以前治疗的设备，大部分就是手术刀，现在则有比较不痛、伤口较小的激光技术，

甚至有些诊所有可以帮助你事先预防牙周病的断层 CT 等设备。评估设备时，不是叫你看诊所是不是装潢富丽堂皇，而是要你看是否有高科技的装备，能帮你预防得病、减少手术疼痛度。

❹ 医师的技术：诊所愿意花钱做漂亮的装潢，不代表医师的技术就很好。那要如何看出医师技术好不好呢？建议可以多看几个案例，例如要求了解是否有其他患者和你状况类似，而如果有，就询问这些患者当初是接受哪些治疗，甚至可以要求看其他患者假牙制作的完成品等。

❺ 咨询时的态度：只要有疑问，就尽量提出来问医师。问问题的过程中，可以反映出这位医师对患者有没有耐心、专业度如何。就算医师技术再好，只要他没有耐心，相信他也不会好好提供你应得的治疗。

其实，现在的服务非常多元化，很多牙科诊所除了做健康的服务之外还兼做美容，所以会有很多咨询员、服务员。他们可能非常有经验，但是绝对不及医师专业。在咨询过程中，最好还是要听听医师怎么说，而不是只听咨询师解释手术方式、替你和其他家诊所比较价格。医疗绝对没有廉价品，价格绝不是你唯一的评估方式，一定要跟医师接触、看院内实际治疗的案例。现在的话术可以讲得天花乱坠，但还是要回归本质，看看医师的技术和精神，才是你真正应该追求的治疗质量！

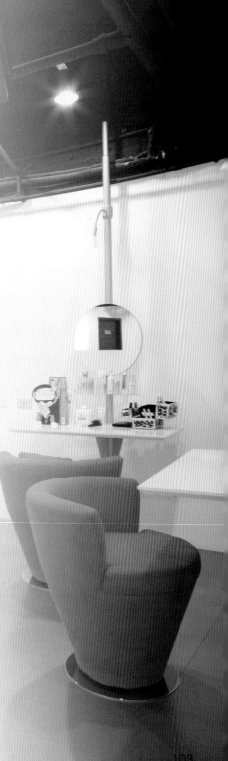

8. 不整牙，对我的身体会有什么健康上的影响吗？

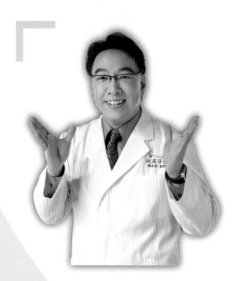

"我的牙齿好好的，所以我不需要整牙。"

相信许多人都会有这样的想法，所以对于整牙相关的信息、新闻总是视而不见，觉得"与我无关"。但你或许没发现的是，牙齿其实一直在你没注意到的小地方对你的健康造成影响……

如果你的牙齿没有问题，你当然不用整牙。但……你的牙齿真的没有问题吗？牙齿只要整齐、不会痛，就是健康吗？被问到这里，许多人心里都会开始动摇，因为每个人对自己的牙齿状态其实了解得不多，也很少去仔细思考。我们的肉眼只看得到牙齿 30% 的外观，所以如果真的想搞清楚牙齿到底健不健康，还是应该找专业的医师做彻底的检查。现在有许多的仪器如全口 X 线片或者 CT，都可以很精确地让你看到牙齿的位置排列是否正确，或者是否有潜在的牙周病与蛀牙问题，而这些征兆是在没有检查前看不出来的。

也就是说，牙齿健康与否，还是要由医师来论断最准。有许多患者本来并不知道自己的牙齿有问题，更不知道自己不健康的牙齿正一步步影响着自己的身体健康。

直到在整牙后，身体健康变好了，才讶异地发现原来自己一直忽略的身体问题，其实可以靠着整牙来改进。

举例来说，许多糖尿病患者同时也有缺牙的问题，但因为以往医学技术比较不发达，许多人一想到有糖尿病，就会觉得："糖尿病患者的伤口不容易愈合，所以最好不要去做什么治疗或侵入性的手术。"但现在的科技发达，植牙、拔牙都可以在很短的时间内进行，伤口非常微小，多半利用激光来代替手术刀，伤口止血的效果也很好。

因此，现在的糖尿病患者会比较愿意以整牙治疗缺牙的问题。这时，他们就发现不但牙齿变得健康、口腔状况改善，血糖居然也变得比较好控制了。这就是因为牙周病菌与口腔的一些细菌都会影响心血管状况和血糖控制息息相关，但患者一直到整牙前，却都没有发现这个隐藏的健康问题！

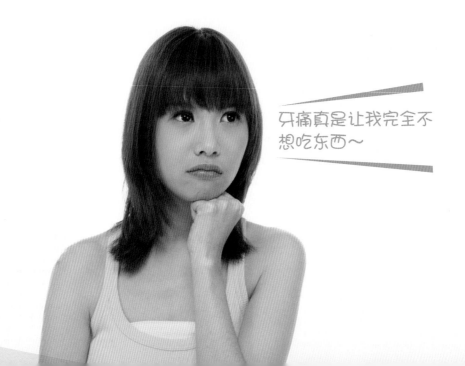

牙痛真是让我完全不想吃东西～

9. 不整牙，对我的脸型会有什么美观上的影响吗？

如果你的牙齿排列一切正常，脸型也完全没问题，不去整牙当然没关系，脸不会因为这样就歪掉。

但如果你的牙齿排列不正，脸型开始有点"走山"，还是不去整牙的话……那美观的问题就会慢慢出现了！我们一起来看看……

牙齿有了状况，一直不去处理，本来没有问题的脸型，会渐渐地出现问题！我们知道，牙齿是一颗一颗"排排坐"，有点像骨牌效应，如果中间少了一颗，其他的牙齿就会渐渐地一颗一颗往缺陷的地方倾倒。倾倒之后，就会渐渐造成咬合不正。一开始你可能只觉得有点不好看，然而渐渐地，牙齿排列会变得松散……接下来，你就会发现你的牙缝跑出来了，在咬东西的时候没那么稳定了！这就是因为每颗牙齿不再待在它原本该有的位置，咬合变得不正常，长期下来，肌肉的使用方式变得不正确，久而久之就会造成大小脸的问题，脸型就会跟着有美观上的影响了。

那么整牙可以如何拯救这样的问题呢？如果是单颗缺牙，现在有先进的植牙技术，可以直接单颗处理。若不植牙，也有很多其他的方式：例如把缺牙处旁边两颗没问题的牙齿修掉，做一个相连的"牙桥"，让牙齿站在原来的位置上不随便改变，脸也就不会垮了。不过，我们觉得这样还是没有实际解决缺牙的问题，因为每一颗牙齿都有每一颗牙齿的功用。少了一颗牙齿，搭了牙桥的这两颗好牙，为了要拉中间这颗缺洞一把，就必须支撑三颗牙齿的力量，它们的寿命自然就会减少了，不是吗？所以，我们还是建议要根本地解决牙齿的问题，才能确保长久下来，脸型的美观不会因为你不整牙就有大影响！

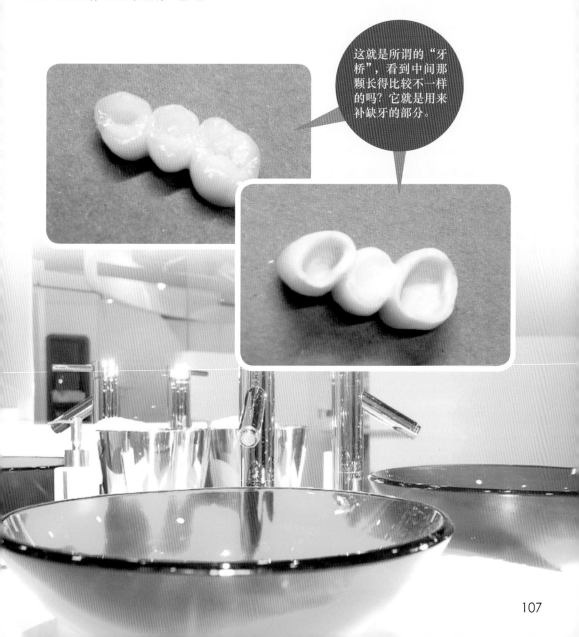

这就是所谓的"牙桥"，看到中间那颗长得比较不一样的吗？它就是用来补缺牙的部分。

10. 整牙前的评估重点大汇集！

许多人虽然对整牙开始心动，也到处问了很多有整牙经验朋友的意见，还是没办法下定决心，因为每个人的状况不同，别人的牙齿问题，不见得就和你的牙齿问题完全一样，别人能够配合的整牙过程，你不见得能完全配合。因此，在这里看看一些整牙前的评估要点，或许可以帮助你更了解整牙是否是适合自己的一条路！

A. 我有这些症状，我可以考虑整牙

· 我的牙齿黄黄的，我想要牙齿变白、变漂亮。

· 我有磨牙习惯。

· 我每天醒来，都发现脸部肌肉很紧绷。

· 我最近吃东西的时候，常觉得酸软、对冷热比较敏感。

· 我只要打哈欠或深呼吸，牙齿就觉得凉凉的。

· 我的牙齿排列凌乱或咬合不正。

· 我有单侧（或两侧）头痛，而且越来越痛，吃止痛药都没用。

· 我吃东西时，感觉到耳朵前方有"喀嚓"的声响，甚至还会痛。

· 我只要嘴巴张大就会痛，甚至张不太开、发音不清楚。

· 我脸部或脖子、肩膀的肌肉都很容易酸痛。

B. 我必须要配合这些事项，不然不适合整牙

我们必须一再强调，如果没有经过专业医师的评估，或生活习惯上不肯配合及挪出时间回诊，这样是不适合整牙的。每个人的状况不同，需配合的时间长度都不同，要付出的价格可能也不同。建议一开始走进诊所就要和医师说清楚：我想要改变多少？我想要花多久的时间？我有多少预算？很诚实地和医师沟通后，两边就能达到一个共识，你也能清楚知道自己究竟该去诊所几次、大概要花多少钱，再选择一个最适合自己、最没有压力的疗程。

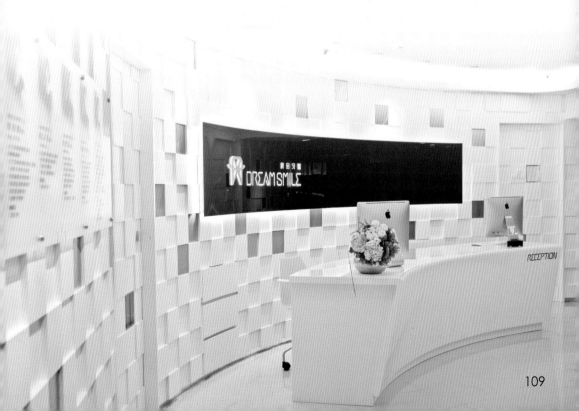

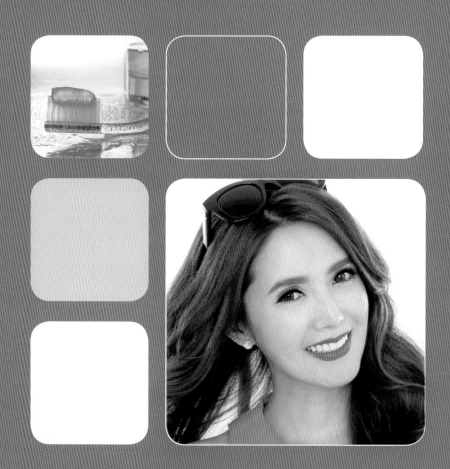

Part3

天生好牙一口咬定

——整牙前、整牙后都能做的
5招牙齿保养术！

1. 爱美就要挑食！不让食物破坏你的一口好牙！

好不容易做了美白，当然不能功亏一篑，因为吃错东西，让牙齿又黑回去！

一口天生漂亮的好牙，当然也不能因为饮食习惯，而让它被侵蚀得一塌糊涂！

没错！保护牙齿当然可以从"吃"做起，现在我们就来看看哪些食物对牙齿不好、哪些食物对牙齿有益。

Ⓐ 会让牙齿变色的食物

· 酸性类食物

我们先从牙齿的构造谈起：牙齿的最外层是牙釉质，最怕碰到酸性类的食物，因为只要牙齿酸蚀，无论吃什么都容易染色。而酸性食物有哪些呢？大概可以分成如下几类。

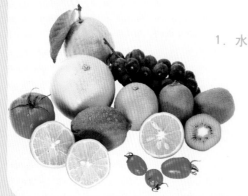

1. 水果：所有的水果在口腔内只要待15分钟，就会容易酸蚀了，所以吃完也要马上漱口，才能减少酸蚀的问题。如柠檬等酸性水果更要特别小心，就算本身没有颜色，但会让口中呈酸性、牙齿表面变得粗糙，颜色容易附着。

2．咖啡、茶、碳酸性饮料：有许多食物虽然吃起来不酸，实际上却是酸性的。例如可乐这种碳酸性饮料，以及咖啡和茶，就会让牙齿的牙釉质质地变得松散，而有颜色的东西就比较容易沾上去。

3．高浓度乙醇饮料：这是一种"加重着色食品"，会将牙齿表面的水分带走，如果喝了这种饮料，再吃有颜色的食物，就很容易让牙齿染色。有些咳嗽药水中也含有高浓度乙醇，同时又是深色，饮用时更需要注意。

4．含有草酸的食物：如菠菜、青色香蕉、甘蓝菜、啤酒等，会让口中变得酸涩。

• 着色性食物

"酸性食品"会让牙齿变得容易染上颜色，如果碰上"着色性食品"，牙齿就会染色得更厉害。着色性食品本身就有很浓的颜色，包括：

1．茶类：如红茶、乌龙茶等。是否发现有些陶制茶碗、茶杯过一阵子底部就会染色呢？这就是因为累积了茶垢的关系。牙齿也是一样，多喝就会沾上这种污垢。咖啡也有类似的效果。

2．含丹宁酸食品：如红酒、红葡萄与蓝莓，容易沉积在牙齿上。

3．咖喱：咖喱中的辛香料姜黄也会将牙齿染色。

4．含有食用色素的食物：市面上许多食物（如糖果等）都标示含有"食用色素"，有时吃了会发现舌头也变了颜色。既然舌头染了颜色，牙齿也逃不掉，吃完要尽快刷牙。

顺带一提，除了这些食物，还要注意有些颜色鲜艳的漱口水也是会把牙齿染色的，所以尽量还是挑无色的漱口水比较好喔！

Ⓑ 会侵蚀牙齿的食物

我们的牙齿之所以会敏感，一般可以分成细菌性、物理性以及化学性3种理由。"细菌性"包括蛀牙、慢性牙周病造成的牙根暴露；"物理性"包括刷牙过度用力造成牙龈萎缩，或是喜欢咀嚼核果、软骨等硬的食物造成牙齿磨损等。也就是说，只要避免蛀牙，刷牙与吃东西时小心，牙齿就比较不易因为细菌性与物理性的原因受侵蚀。但"化学性"的牙齿侵蚀就不这么容易预防，因为每一次食用酸性食物或饮料的时候，都是在侵蚀牙齿呢！

"酸性食物"有哪些，在前面刚刚已经提过，如可乐、柠檬汁这些我们常喝的饮料都是。最近兴起喝醋养生的风气，醋的 pH 值大概为 2.3～3.2，就算加开水稀释，还是蛮酸的。牙釉质的矿物质会在 pH 值 5.5 以下开始溶解，一开始还看不出来有什么问题，但牙釉质渐渐会出现白斑、变薄，让牙齿显得较黄，甚至牙根部位严重凹陷。因此喝醋养生固然好，大家却忽略了养生的同时，牙齿可能都逐渐产生酸蚀了。

有人会问："那如果喝了醋以后马上刷牙，不就没事了吗？"不行！牙齿遇到酸，表面会软化，立即刷牙反而还更可能造成牙釉质缺损。因此，建议大家喝完醋先漱漱口再刷牙，以免还没达到养生的效果，就先伤了牙齿。如果很不幸已经发生牙齿酸蚀缺损，也要尽早填补，避免牙釉质进一步缺损。不然等到伤及内层的牙髓，问题就更难解决了。

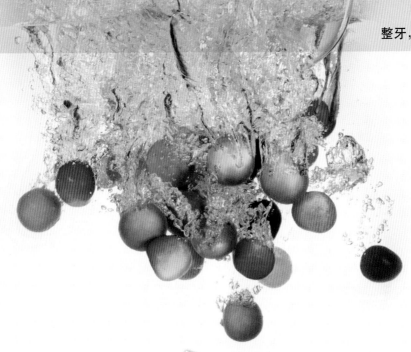

 专家来告诉你

Q： 吃东西的时候该如何避免牙齿被侵蚀呢？

A：•喝酸性饮料（包括健康醋）时，应稀释且尽量用吸管 饮用。

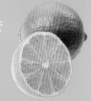

•吃酸性食物时可以先用清水滤过表面，或先浸在开 水中。

•吃维生素 C 时，直接吞下去，不要咬碎或含在口中。

•吃柠檬之类很酸的水果时，可以榨汁后再用吸管喝，而不是直接切 片拿起来吃。

•吃东西不要"单点施力"，即不只用一边、一颗牙齿咬，尽量让 整个嘴巴的力道分配均匀。太大、无法整个送进嘴里的食物（如 甘蔗、玉米等）也不要只硬用门牙啃，可以切成小块再放进嘴里， 分散力道。

C. 会造成蛀牙的食物

　　我们之所以会有蛀牙，主要是因为三大要素：细菌、碳水化合物、长时间的接触。原本就在口腔内的细菌会分解我们所吃的碳水化合物产生酸，这种酸与牙齿长时间接触后，就会侵蚀牙齿的牙釉质，最后造成蛀牙。也就是说，这三大步骤内只要少了一个，就不会这么容易蛀牙了。口腔中的细菌可以靠着勤刷牙来解决，"长时间的接触"也可以靠着刷牙漱口来避免。至于如果想避开碳水化合物，可以尽量少吃以下这些：

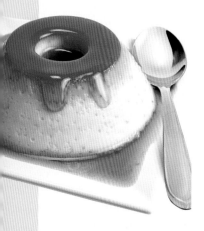

1. **黏滞性高的食物**：如软糖、太妃糖等，容易黏附在牙齿上，正好给了细菌利用的机会。

2. **含糖零食**：如巧克力、棒棒糖等各式糖果，冰淇淋、蛋糕、夹心饼、甜甜圈等也都算。

3. **含糖饮料**：如可乐、汽水、含糖果汁、含糖乳酸饮料、奶茶、蜂蜜等。

　　不过，需要注意的是，不只是甜食，其实所有的食物只要在口腔里面待很久，跟唾液结合，久而久之还是会造成牙齿酸蚀。所以只要是食物，吃完就应该漱漱口、喝喝水也好，减少酸蚀机会。

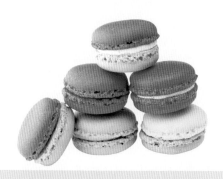

D. 对牙齿有益的食物

充足、均衡的饮食对牙齿有一定的帮助，不过也有一些特定的饮食能够改善牙齿的健康，这里替大家列出一些：

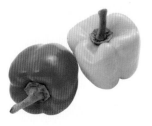

1. **充满钙质的食物**：如小鱼干、杏仁等。钙摄取不足会动摇骨本，也会耗损牙齿健康，所以可以多吃充满钙质的食物补充钙，让牙齿坚固。奶酪也是一种富含钙的食物，更含有磷酸盐，可以平衡口中的酸碱值，避免口腔处于有利细菌活动的酸性环境，造成蛀牙。

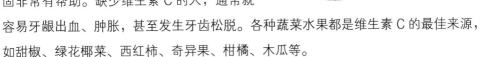

2. **维生素 C 丰富的食物**：例如水果，像香蕉就有充足的维生素 C，而番石榴的维生素 C 含量也高居水果之冠，对牙龈的弹性与坚固非常有帮助。缺少维生素 C 的人，通常就容易牙龈出血、肿胀，甚至发生牙齿松脱。各种蔬菜水果都是维生素 C 的最佳来源，如甜椒、绿花椰菜、西红柿、奇异果、柑橘、木瓜等。

3. **香菇**：菇类在近几年不但成了提升免疫力的热门食物，也有研究发现它对保护牙齿也有帮助，因为内含香菇多糖，可以抑制口中的细菌制造牙菌斑。

4. **芥末**：为什么吃生鱼片或是寿司，都要配上芥末？不但因为好吃，而且也是因为可以杀菌！芥末之所以会这么呛，是因为它内含异硫氰酸酯，可以抑制造成蛀牙的变形链球菌繁殖。

5. 绿茶：什么？可是茶不是会造成牙齿黄黄的吗？是没错，但绿茶含有大量的氟，可以和牙齿中的磷灰石结合，具有抗酸、防蛀牙的效果。还有，绿茶中的儿茶素能够减少在口腔中造成蛀牙的变形链球菌，同时也可除去难闻的口气。所以只要喝完茶后有好好刷牙或用吸管喝，绿茶对牙齿是有好处的。

6. 芹菜：纤维粗的食物，如芹菜，就像扫把一样，在你咀嚼的同时，它也在帮忙扫掉牙齿上的食物残渣。此外，芹菜因为纤维粗，比较难咬，在费劲咀嚼的过程中，也刺激分泌唾液，平衡口腔内的酸碱值，达到自然的抗菌效果。

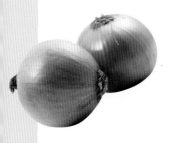

7. 洋葱：洋葱里的硫化合物是强有力的抗菌成分，也能杀死造成蛀牙的变形链球菌，尤其是新鲜的生洋葱，效果最好。

8. 薄荷：薄荷能减少"坏口气"，且能够缓解牙龈发炎、肿胀，也能减少口腔内的细菌滋生。

9. 无糖口香糖：别以为只要是口香糖就不好！咀嚼无糖口香糖可以增加唾液分泌量，中和口腔内的酸性，进一步预防蛀牙。不过也必须注意的是，经常嚼口香糖，会让你的咀嚼肌发达，脸型逐渐变成四方脸，建议偶尔嚼就好，不要养成习惯哦！

10. 水：喝水是最简单、又最重要的保护牙齿的好方法！喝水可以让牙龈保持湿润、刺激分泌唾液。此外，在吃完东西之后喝一些水，也可以清洗口腔，顺道带走残留口中的食物残渣，不让细菌有机会损害牙齿，减少蛀牙机会。

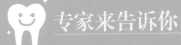

专家来告诉你

水能载舟亦能覆舟，有些食物对牙齿有好处，但如果食用不当，却也可能伤害牙齿，像前面提到的"绿茶"就是一例：它虽然对牙齿有许多好处，但喝完后不勤加清洁，茶垢累积起来对牙齿依旧是伤害。有些酸性水果如奇异果也是一样，虽然富含对牙齿、牙龈好的维生素C，之中的果酸累积太久，还是一样会造成牙齿与牙龈酸蚀。所以培养正确的清洁习惯，才不会让有益的食物变得有害！

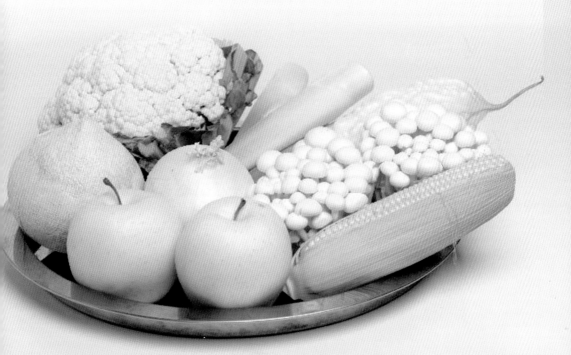

2. 刷牙有秘密！正确的刷牙方式与挑选牙膏大公开！

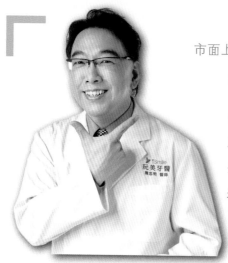

市面上的牙刷琳琅满目、牙膏五花八门，到底该怎么挑才符合我的需求？怎么挑才最健康？

想必大家每几个月就一定会更换一次牙刷，而每次买新牙刷，很可能都会思考这些问题，只是最后都忘了去搞清楚答案。来！就在这里告诉你！

Ⓐ 牙刷怎么挑？

市面上的牙刷种类很多，有依照刷毛，分成超软、软、中软、硬毛的……，而刷头更不用说，有规矩的平整头、波浪头、前凹后凸头……也难怪你会眼花缭乱！有关牙刷，我们来解答几个最常被问到的小问题：

· 怎样才是适合我的牙刷？

要先考虑自己的口腔大小，毕竟每个人的嘴巴都不一样大，要是刷头太大，会戳得你的口腔很痛。建议以一次可以刷 2~3 颗牙为准，刷毛以软硬适中为佳。不过，如果刚做完牙周病手术，或因其他原因而牙龈脆弱，最好选超软毛的牙刷，不让牙龈受到更多的伤害。

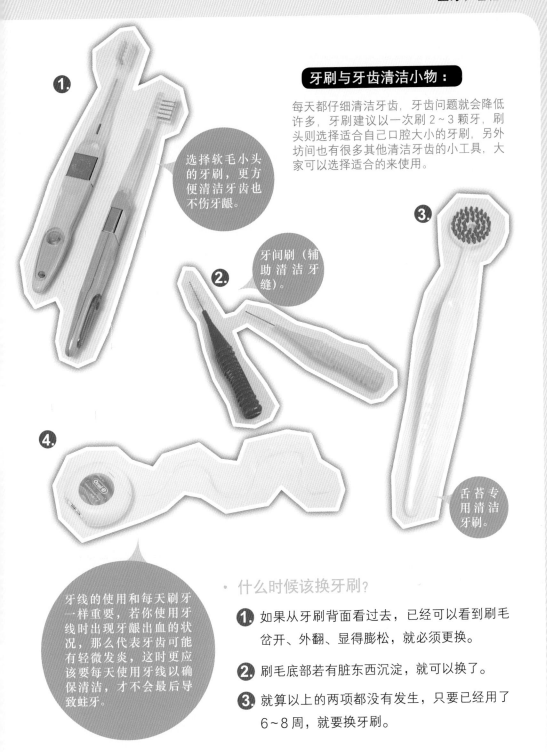

1.

选择软毛小头的牙刷，更方便清洁牙齿也不伤牙龈。

牙刷与牙齿清洁小物：

每天都仔细清洁牙齿，牙齿问题就会降低许多，牙刷建议以一次刷 2 ~ 3 颗牙，刷头则选择适合自己口腔大小的牙刷，另外坊间也有很多其他清洁牙齿的小工具，大家可以选择适合的来使用。

2.

牙间刷（辅助清洁牙缝）。

3.

舌苔专用清洁牙刷。

4.

牙线的使用和每天刷牙一样重要，若你使用牙线时出现牙龈出血的状况，那么代表牙齿可能有轻微发炎，这时更应该要每天使用牙线以确保清洁，才不会最后导致蛀牙。

· 什么时候该换牙刷？

1. 如果从牙刷背面看过去，已经可以看到刷毛岔开、外翻、显得膨松，就必须更换。

2. 刷毛底部若有脏东西沉淀，就可以换了。

3. 就算以上的两项都没有发生，只要已经用了 6~8 周，就要换牙刷。

121

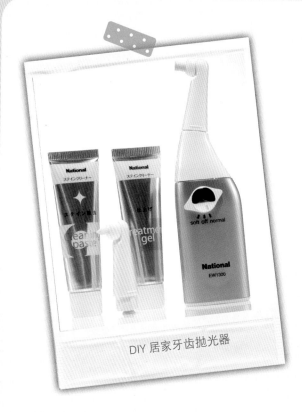

DIY 居家牙齿抛光器

· 我该不该买电动牙刷？

其实手动、电动不是重点，重点应该是刷牙的方式、位置与力道是否刚好，这样才能够彻底清洁，并避免伤到牙龈或牙釉质。所以你如果觉得电动牙刷对你的刷牙有帮助，当然还是可以买，只是不能因为买了电动牙刷就觉得自己可以刷得很随便，还是得养成正确的刷牙方式与习惯，才能确保口腔清洁。

B 牙膏怎么挑？

市面上可买到的牙膏种类很多，各有各的好处。那哪一个才适合你？我们一种一种慢慢分析。

含氟化物牙膏：

只要是在牙膏的成分标示上看到含氟化钠、单氟磷酸钠或氟化亚锡，就知道这些是属于含氟化物牙膏，氟化物含量大约 1000 ppm（百万分之一千），能有效地防止蛀牙。儿童氟化物牙膏的含氟量比较少，大约 500 ppm，而且通常有糖果、水果等的调味。

适合谁用：儿童氟化物既有吸引儿童的调味又能保护牙齿，适合小朋友使用。成人也可以使用含氟化物牙膏预防蛀牙。

防敏感牙膏：

若牙齿已经被侵蚀到牙本质都外露了，甚至牙根也因为刷牙过度而露出来，就可以使用这一类的牙膏。防敏感牙膏能封闭牙本质内的微细管道，减低牙齿敏感的程度，牙齿就不这么容易受冷发痛。不同牌子的防敏感牙膏内含的化学成分不同，种类繁多，不同牌子和化学成分有不同的功效，所以使用前应先征询牙科医师的意见，并请医师详细检查，确定牙齿敏感的原因，才能对症下药，选择正确的牙膏。

适合谁用：适合牙齿容易敏感的人，但儿童不适宜使用防敏感牙膏。

防牙结石牙膏：

顾名思义，这种牙膏就是主打能阻碍斑钙化，并藉此减低牙结石形成的速度，主要成分是焦磷酸钠或柠檬酸锌。

适合谁用：想要预防牙结石的人。

防牙菌斑牙膏：

这类牙膏可抑制牙菌斑积聚，削弱细菌所产生的毒素对牙周组织的刺激，进而减少发生牙周病的机会。市面上的防牙菌斑牙膏也有很多种，含有不同的防牙菌斑主要成分，例如柠檬酸锌等。

适合谁用：担心生成牙菌斑的人。

美白牙膏：

这类牙膏含有比较粗糙的微粒，可以用来磨去牙齿表面的牙渍，得到漂白牙齿的效果。不过，可以想象，长期在牙齿上用粗糙的颗粒摩擦，也会让牙齿表面变得粗糙，结果反而会让污垢更容易沉积在牙齿上！所以，其实我们会建议若使用前还是要询问专业

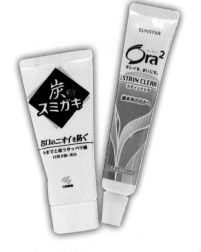

医师，或直接到诊所进行美白疗程，再配合美白洁牙用品的保养，才会发挥明显效果。

适合谁用：想让牙齿变白的人，但建议先咨询医师。

洁牙慕斯：

它的质感和一般牙膏不同，更加绵密，利用专利微细泡沫迅速深入，清洁齿缝，可以说是结合牙膏与漱口水的优点。

适合谁用：上班族和矫正患者除了每天使用功能性牙膏清洁，也可以搭配使用牙尖刷或冲牙机，也可以加水浸泡假牙的方式，以确保清洁。

各式牙齿美白产品

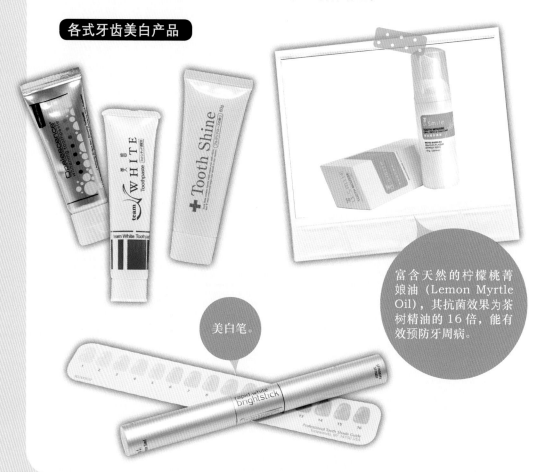

富含天然的柠檬桃菁娘油（Lemon Myrtle Oil），其抗菌效果为茶树精油的 16 倍，能有效预防牙周病。

美白笔。

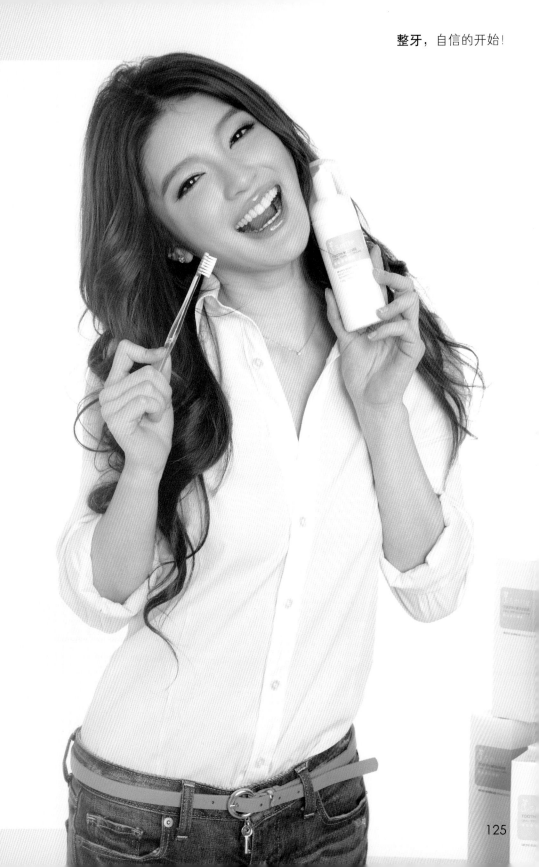

ⓒ 漱口水怎么挑？

一般市售漱口水，主要分为两大类：第一类为含乙醇或双氯苯双胍己烷等杀菌成分的漱口水，主要用途是预防牙龈炎及牙周病。第二类为含氟成分的漱口水，主要用途为防止蛀牙。最近也有厂商研发含有天然植物或蜂胶等成分的漱口水或慕斯，临床使用显示有杀菌、去敏感的效果，如果长期使用，应该也是不错的选择。至于你应该选哪一种？除了仔细阅读每个产品标榜的功效及成分外，最好也要经过医师临床诊断，可以当作疗程结束的保养方式之一。

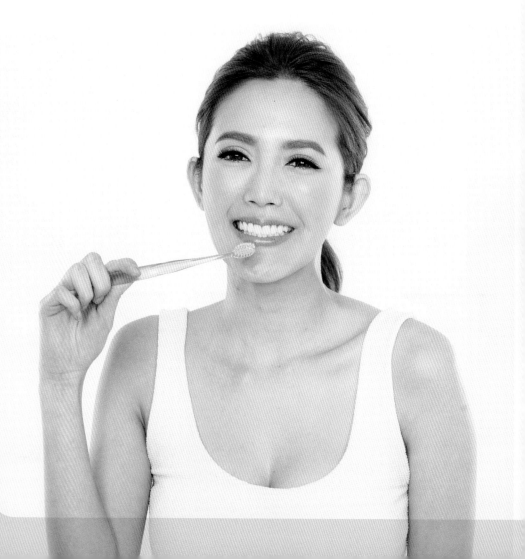

　　不过，需要注意的是，虽然漱口水确实可以帮助口腔卫生的维护，但还是最好要经过医师指示比较好，否则可能反而造成不必要的后遗症，如改变口腔内细菌生态、杀死原有的益菌，或让口腔内的细菌产生抗药性，甚至让味觉迟钝、牙齿变色。此外，也别以为漱口水就是万能的，漱了口就懒得刷牙。漱口水只能杀死 40% 左右的细菌，所以还是要认真刷牙、用牙线才行喔！

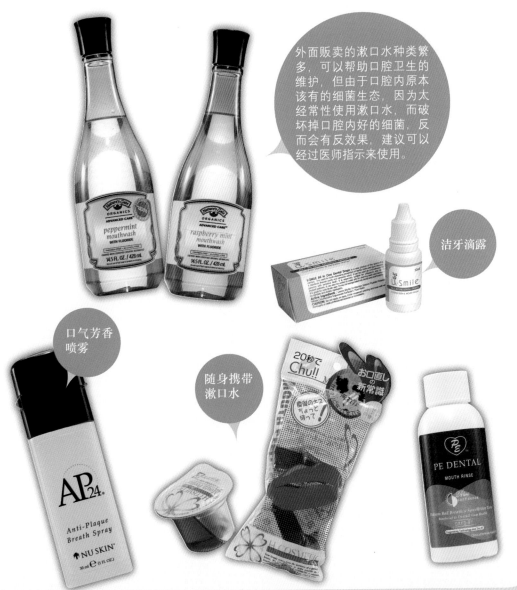

外面贩卖的漱口水种类繁多，可以帮助口腔卫生的维护，但由于口腔内原本该有的细菌生态，因为太经常性使用漱口水，而破坏掉口腔内好的细菌，反而会有反效果，建议可以经过医师指示来使用。

洁牙滴露

口气芳香喷雾

随身携带漱口水

D. 怎样才是正确的刷牙方式?

所有专业牙医，都会推荐贝氏刷牙法为最方便、最完整的清洁口腔方式。贝氏刷牙法的重点如下:

- 牙刷刷毛与齿面成 45° ~ 60°。
- 两颗两颗来回刷 10 次，作短距离的水平运动，可以刷到一点点牙龈。
- 刷牙的顺序口诀是: 右边开始，右边结束。
- 刷颊侧用同侧手，刷舌侧用对侧手。
- 刷牙的顺序自右颊侧 (右手) 至门牙 (右手)，左颊侧 (左手) 至左咬合面 (左手)，左舌侧 (右手) 至门牙内侧 (右手)，至右舌侧 (左手) 至右咬合面 (右手)。下排的牙齿也是以同样的方法及顺序刷，辅以牙线就可以刷得更干净。

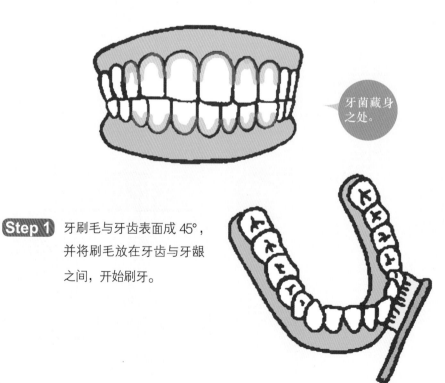

牙菌藏身之处。

Step 1 牙刷毛与牙齿表面成 45°，并将刷毛放在牙齿与牙龈之间，开始刷牙。

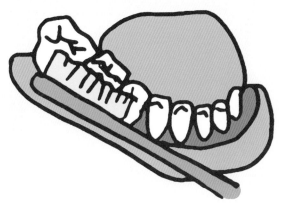

Step 2 上下排牙齿的外侧确实都有刷到，每次只刷两颗牙，前后来回刷，力度不需太用力，轻轻地刷即可。

Step 3 接着刷牙齿内侧面，同样每次只刷两颗牙。

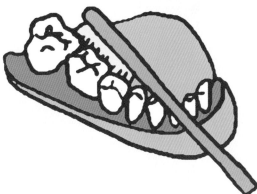

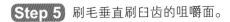

Step 4 牙刷换直放，顺着牙缝刷上下门牙及附近牙齿的内侧。

Step 5 刷毛垂直刷臼齿的咀嚼面。

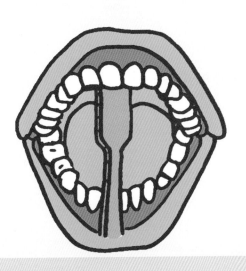

3. 只有早晚刷牙还不够，牙齿美白，加强你的微笑战斗力！

"我的牙齿明明做了美白，颜色却还是怪怪的，我该怎么办？"

"听说要做牙齿美白就必须『磨掉』牙齿，感觉有点恐怖，我真的要做吗？"

牙齿美白的确对某些人效果有限，而"磨掉"牙齿更不是牙齿美白唯一的方法！在这个美丽与自信不再是名媛贵妇专利的年代，其实还有其他的方法能让牙齿变白、让你能够在客户面前自信畅谈、展现充满亲和力的笑容。我们一起往下看……

如果你的牙齿是因内因性染色（如蛀牙、四环霉素染色）等，牙齿美白其实是无法全然改善牙齿色泽的。这时，许多医师会建议干脆制作假牙，而我们会建议除了用透旋光性佳的瓷牙以外，更可以考虑试试美齿贴片！这是因为如果刚好碰到不良质量的假牙，使用时间一久会产生许多问题，如牙龈变黑、假牙边缘氧化有缝、牙根烂掉、牙龈红肿痛或严重牙周病等问题，当这些问题发生时，要改善唯一的方法便是重新制作假牙。这时可就得不偿失了。

美齿贴片有什么好处呢？凡内含金属的假牙，透旋光性都不佳，看起来颜色死白、不真实，而全瓷美齿贴片完全是用瓷做的，透旋光性就好多了。当然，为了让全瓷冠及全瓷贴片发挥最大效益，医师还会依个人脸型及齿列状态，做整体性的考虑，提供建议并设计贴片外观，以达到美白和造型的完美平衡，才不会有太假、太暴、不自然或未来脱落的情况，所以医师的美感与专业经验就很重要了。有些医师甚至还会纯手工为你量身订做贴片，毕竟每颗牙都是独一无二的，质感就是不同！

美齿贴片又有分成许多种，在这里介绍一种钻白美齿贴片。他就像是"牙齿的面膜"，以人工牙釉质创造牙齿的完美形态，只有 0.2～0.3 毫米厚，硬度与弯曲度也非常好，甚至不需要上麻药就能贴好，花的时间短，搞不好你上班午休出来贴一贴再回去上班都没问题呢！当然，因为是用贴的，就更不会出现许多人担心的"把牙齿磨太多"的问题了。

【传统机器切割贴片到手工打造超薄贴片的演进】

名称	特色	自然度
第一代·传统贴片	树脂贴片	★★☆☆☆
第二代·齿雕贴片	磨牙较多，机器研磨切割，精密度不足，透感差	★★★☆☆
第三代·免磨牙贴片	不易表现透感	★★★☆☆
第四代·薄贴片	机器研磨切割，精致度不足，颜色只有4种	★★★☆☆
新型·微整形超薄贴片（手工打造，量身定做）	轻透超自然，免磨或微调	★★★★★

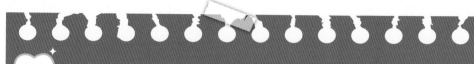

专家来告诉你

Q：关于牙齿美白，有什么需要注意的？

A：

1. 定期保养：不论进行何种美白牙齿的方式，都要注意保养，美齿效果才能延续更久！每半年的定期检查，是口腔预防的第一线，不要忘记了。

2. 硬物NG：贴上牙齿贴片后，不要刻意去挑战啃一些硬物（如骨头、坚果类），咬合不可过度用力，以避免破损。如果平常就有磨牙习惯的人，可以在夜间戴上牙齿护套，以防咬合用力致瓷片损坏。

3. 牙线辅助：在清洁方面，最好使用牙线辅助清洁，才能彻底清除残渣、避免细菌滋生。

4. 事先预约：如果想到诊所做牙齿美白，为了避免急急忙忙，提醒准新人和职场新鲜人最好在拍婚纱照或面试前，甚至休长假前的1~2个月，就开始预约，提前许自己一副美丽的贝齿。

5. 慎选医师：现在的患者多半信息丰富，更懂得问假牙或贴片的制作材质来源与品牌，但医师的美感与技术才是主要考虑的因素，建议患者多看与本身齿形相似案例所呈现出来的作品，完美与自然兼顾，才能为自己挑到最专业合适的美齿牙医。

整牙，自信的开始！

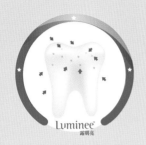

只有早晚刷牙还不够！
牙齿美白，
加强你的微笑战斗力！

对一般人而言，正确的刷牙方式、饮食习惯与良好的生活作息，的确已经在牙齿的美白上，有了最基本的保养作用，但假如你对"美感"的要求更挑剔，想要在面试时留下深刻印象，或者掳获好人缘，甚至是好桃花的话，不妨可以再多尝试看看其他美白的方式，说不定会有意想不到的绝妙成效喔！

到牙科诊所做"冷光美白"已经是非常普遍之美白牙齿的选项之一，此外，也有一些居家 DIY 的方式，如可以将药剂涂在牙齿上的美白笔，随时可用，十分方便。而美白贴片也是原理相同的一个方法！它和牙科诊所一样，是以氧化还原的方式，还原牙齿原本的齿色。这些齿垢与沉积的色素或许在平常自己刷牙时，因时间累积而难以彻底洁净，尤其是深入牙齿表层的颜色，但可以透过美白贴片的方式，将它们温和地清除。对重视仪容、自我要求较高，却又没时间至牙科诊所进行美白疗程的人而言，就可以考虑像美白贴片这种便利性高的选择。美白贴片的使用方式很简单：

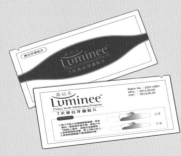

Step 1 打开包装，小心撕下美白贴片。

Step 2 将贴片粘贴在牙齿上。注意贴片有上下排牙齿之分，勿贴反。

Step 3 贴片使用约1个小时后取下。粘着贴片的期间请勿饮食。

注意：孕妇、哺乳中妇女、糖尿病患者与心脏病患者、牙根暴露萎缩或牙颌关节有问题者，不适用各项美白服务。此外，也请注意，牙齿美白不可做太多次，否则反而会让牙齿表面变得粗糙、容易藏污纳垢。

素人美白大挑战！

想亲眼看看这个美白贴片的功效吗？那我们一起来看看真人实证的效果如何吧！这名患者一直因为满口的黄牙而烦恼，但看看她使用完 4 天的美白贴片后，牙齿的颜色是不是完全不同了呢？

Day 1.

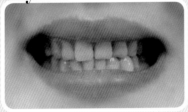

使用前牙齿灰灰黄黄的。

Day 2.

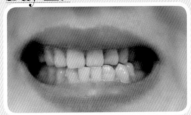

使用美白贴后的第二天，牙齿开始有变化了。

Day 3.

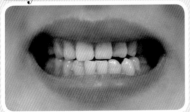

使用美白贴片后的第三天，牙齿看起来渐渐少了点暗沉。

Day 4.

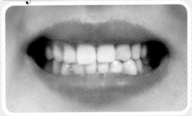

使用后的第四天，牙齿的色泽渐渐开始变得白净透亮啰！

市面上的美白贴片品牌众多，各品牌的使用方式、疗程时间与内含成分不同，医师建议在购买时，要认明是经过卫生行政部门核准的、有许可证字号的产品，以避免买到来路不明的产品，或是美白剂量超过卫生行政部门所订定的上限（过氧化氢 HP 低于 6%、过氧尿素 CP 低于 18%），造成牙齿过度敏感。使用牙齿美白贴片，除了可以美白牙齿以外，还可以保护牙釉质，帮助避免累积的污垢对牙釉质造成伤害，使牙齿又美又健康，并且增加个人的自信心，交友、求职更顺利，这才是王道。

4. 粉嫩红唇为你的好牙再加分！嘴唇养护也有一套！

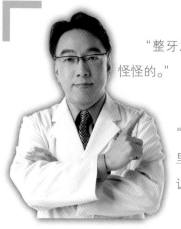

"整牙后，我的牙齿变漂亮了，可是我觉得还是有哪里怪怪的。"

整牙完还是觉得自己不好看吗？让你觉得"怪怪的"的地方，会不会就是你的嘴唇呢？在这里先了解一下我们的嘴唇，还有该如何保养它、让它变得和你的牙齿一样好看吧！

A 嘴唇这样保养！

嘴唇虽然也算是"肌肤"，但构造却跟脸部其他部位的肌肤很不同。它不像其他部位皮肤有汗腺与皮脂腺，所以油脂分泌比较少，角质层皮脂膜含脂质量也少，比其他部位的皮肤更干。像我们在秋天、冬天嘴唇比较容易脱皮、裂开出血，也就是这个原因。另外，嘴唇的皮肤屏障比较单薄，因此水分也比较容易蒸发，我们才会有时在嘴唇上看到一条一条干燥的纹路，而吃辣或烫的食物时，嘴唇也很容易红肿。嘴唇的肌肤跟其他地方比起来又更容易受阳光伤害，所以大家擦防晒霜时从来没考虑过嘴唇要不要擦，其实是不对的。

那么嘴唇究竟该如何保养才会粉嫩动人呢？这有许多因素：唇部的美必须建立在与面部各器官协调的基础上。有人说嘴唇美的系数是：上嘴唇的厚度5~8毫米；

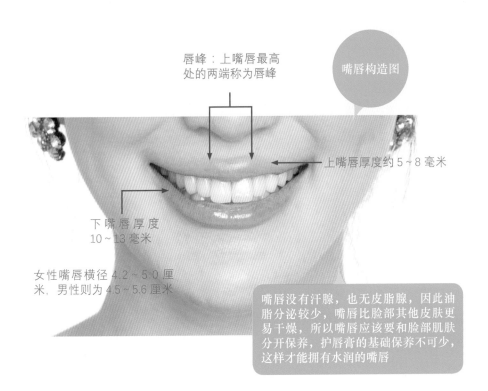

唇峰：上嘴唇最高处的两端称为唇峰

嘴唇构造图

上嘴唇厚度约 5～8 毫米

下嘴唇厚度 10～13 毫米

女性嘴唇横径 4.2～5.0 厘米，男性则为 4.5～5.6 厘米

嘴唇没有汗腺，也无皮脂腺，因此油脂分泌较少，嘴唇比脸部其他皮肤更易干燥，所以嘴唇应该要和脸部肌肤分开保养，护唇膏的基础保养不可少，这样才能拥有水润的嘴唇

下嘴唇的厚度 10～13 毫米；嘴唇横径男性 4.5～5.6 厘米；女性 4.2～5.0 厘米。不过这个标准很难说，并不是只要符合这个范围就一定漂亮，实际情况还必须视五官比例去衡量，才可称得上美。像有些人认为厚嘴唇是性感，有些厚嘴唇的人却觉得影响自己的容貌。

嘴唇太厚，可能是因为嘴唇部位的硬组织如牙齿、上颌骨、下颌骨发育异常，以及口周肌肉过于紧绷等，才会让使嘴唇看起来比较肥大。而嘴唇太过前突，也可能跟牙齿有关。也就是说，嘴唇不美，不一定是嘴唇本身的问题呢！所以有许多人都是在请专业牙科医师矫正或整牙过后，嘴唇就变好看了。总之，必须针对病因治疗才能治本，否则单纯地将嘴唇变厚或变薄，不一定有好的效果。

除了嘴唇的厚薄之外,一般人会想要改善嘴唇的地方有这几种:

唇部暗沉

常见导致暗沉的原因有日晒、吸烟以及长期卸妆不够彻底。因此,对付唇部暗沉,可以说是预防胜过治疗,平常就应该帮嘴唇做好防晒,以免紫外线照射加速自由基堆积。此外,来路不明的口红不要买,卸妆时也要把口红卸干净,以免金属珠光造成色素沉淀。如果可以选有防晒、隔离功能的唇膏更好!

那么如果很不幸地,嘴唇已经暗沉了,怎么办呢?建议可以使用含酵素或柔珠的去角质产品轻轻按摩,一周一次,可以促进黏膜血液循环。接下来还可以再搭配保湿润唇产品,平常多喝水,食用富含维生素 B$_2$ 和维生素 A 的蔬果,并适当服用一些维生素药片。如果经过这样的调理后颜色还是偏深,可寻求专业医师操作激光去除黑色素。

唇纹明显

会有唇纹,其实就是嘴唇老化的征兆,表示你真皮层弹力蛋白的弹性记忆已经逐渐衰退、松弛了。年纪渐大以后,微笑、撅嘴等表情动作都会渐渐在唇边形成细纹,皮肤干燥时更明显。遇到这样的状况,还是补充水分最重要!不但要涂护唇膏以免水分蒸发,更可选择内含玻尿酸或神经酰胺等成分的护唇产品,来吸收空气中的水分,让嘴唇丰润饱满,唇纹自然就会变少了。此外,定期唇部按摩也可以刺激嘴唇的血液循环、收紧嘴部轮廓、消除或减少嘴唇横向皱纹。

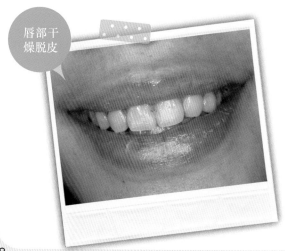

唇部干燥脱皮

嘴唇干裂脱皮

　　嘴唇部位的皮肤其实比较偏向是"黏膜"，没有汗腺也没有油脂分泌功能，所以在干燥的季节里，嘴唇很容易就干裂脱皮了。如果有舔嘴唇的不良习惯，还更容易造成嘴唇干裂喔！别以为舔嘴唇是越舔越湿，其实不是。

　　有人会建议嘴唇脱皮皲裂的人擦化妆水，但我们会建议不要这么做！市售化妆水中多含乙醇成分，容易蒸发，反而会将原有的水分带走，还是先涂上一些锁水的成分（如玻尿酸），再薄薄涂一层凡士林比较好。此外，也可以先用热毛巾敷唇3～5分钟，然后用柔软的牙刷轻轻刷掉唇上的死皮或使用含酵素或柔珠的产品轻轻按摩来去除死皮，最后涂上润唇膏即可。嘴唇干裂后千万别涂口红，这样只会使干裂变得严重。

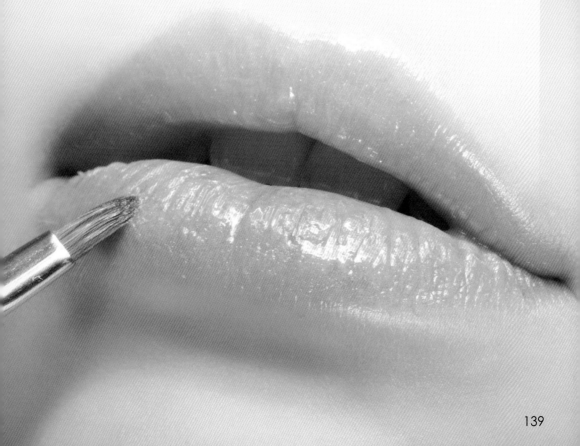

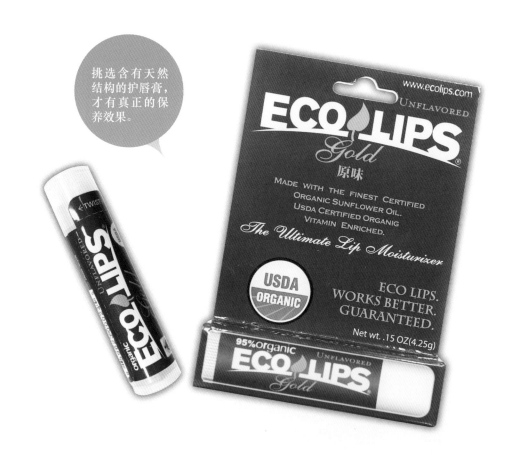

挑选含有天然结构的护唇膏，才有真正的保养效果。

B 护唇膏这样挑！

润唇膏、护唇膏，大家都爱用。但如果挑选的唇膏不对，不但没有保护到嘴唇，反而可能还会对嘴唇造成伤害。那怎么挑才最适合你呢？看看以下这些小撇步：

1. 挑选含有天然物质结构的护唇膏，因为天然的物质成分会和皮肤的成分比较接近一些，就不会造成太大的刺激，保养效果也比较好。要仔细注意内容物，别因包装上写了"药用"或"天然"就呆呆地被吸引了，还是要仔细确认这唇膏里面到底有什么。

2. 不要挑选有矿物油为主要成分的商品，也要避开加了化学防晒剂、防腐剂的产品。

3. 不用挑颜色漂亮、花花绿绿又香喷喷的唇膏，而是应该找没有异味、比较均匀好涂的商品。

4. 不需要追求植物萃取以及各种不切实际的"保养"成分，有时候简单的才是最好的！

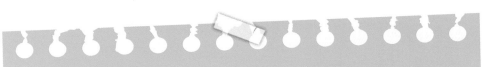

 专家来告诉你

Q： 所谓需要避开的"矿物油"成分是什么？

A： 如果在唇膏的内容物上看到 Cera Microcristallina（微晶蜡）、Ceresin（纯地蜡）、Isoparaffin（异烷烃）、Mineral Oil（矿物油）、Ozokerite（地蜡）、Paraffinum Liquidum（液体石蜡）以及 Petrolatum（矿脂）等这些，就要小心啰！这些就是所谓的"矿物油"。

为什么不使用矿物油呢？因为如果含量太高（超过 10%），长期使用会促使皮肤干燥、皱纹形成，造成提早老化。此外，它还会干扰皮肤的自然调节机制，累积在肝脏、肾脏和淋巴结内。尤其是矿脂，如果纯化得不够干净，可能会含有多环芳香烃，可能会致癌喔！

5. 整牙后的加强练习，一天 10 分钟微笑弹力小脸操！

想要拥有美丽的微笑吗？相信对美齿有兴趣的你，肯定也很在意牙齿、嘴唇、脸部结合起来的笑容效果如何。

无论是整过牙的人、没整过牙的人，都可以一天花 10 分钟，在家里自己练习"微笑小脸操"，让你绝对能够拥有人见人爱的笑容！

Ⓐ 微笑弹力小脸操，怎么做？

微笑弹力小脸操还分成两个阶段！第一个阶段是"微笑训练"，能让你拥有迷人又自然的笑容，接着是"吞咽训练"，对消除讨厌的双下巴很有帮助喔！就让人气女神拐拐带着大家一起来 DIY 微笑弹力小脸操吧！

微笑训练

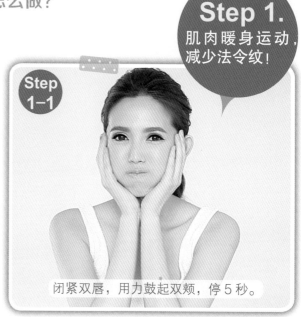

Step 1.
肌肉暖身运动，减少法令纹！

Step
1-1

闭紧双唇，用力鼓起双颊，停 5 秒。

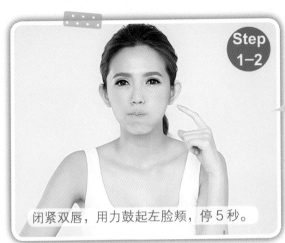

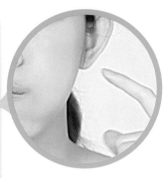

Step 1-2

闭紧双唇，用力鼓起左脸颊，停5秒。

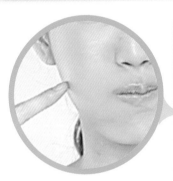

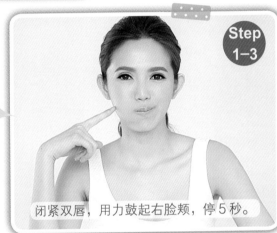

Step 1-3

闭紧双唇，用力鼓起右脸颊，停5秒。

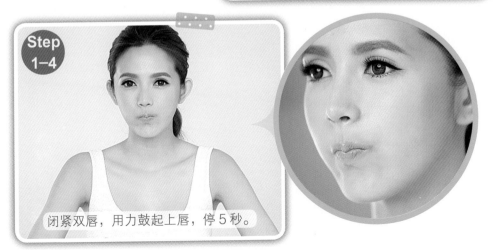

Step 1-4

闭紧双唇，用力鼓起上唇，停5秒。

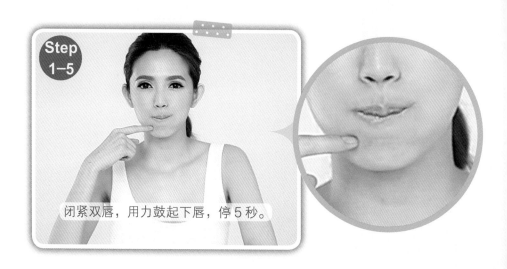

闭紧双唇，用力鼓起下唇，停5秒。

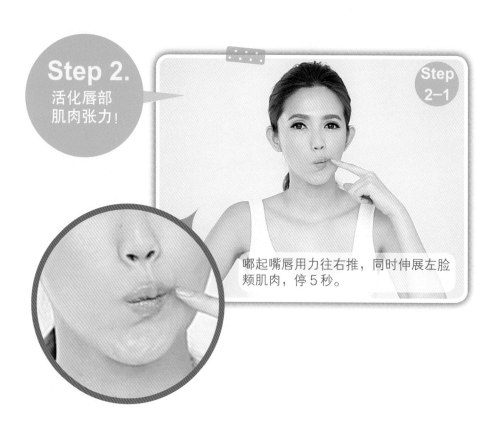

Step 2.
活化唇部
肌肉张力！

嘟起嘴唇用力往右推，同时伸展左脸颊肌肉，停5秒。

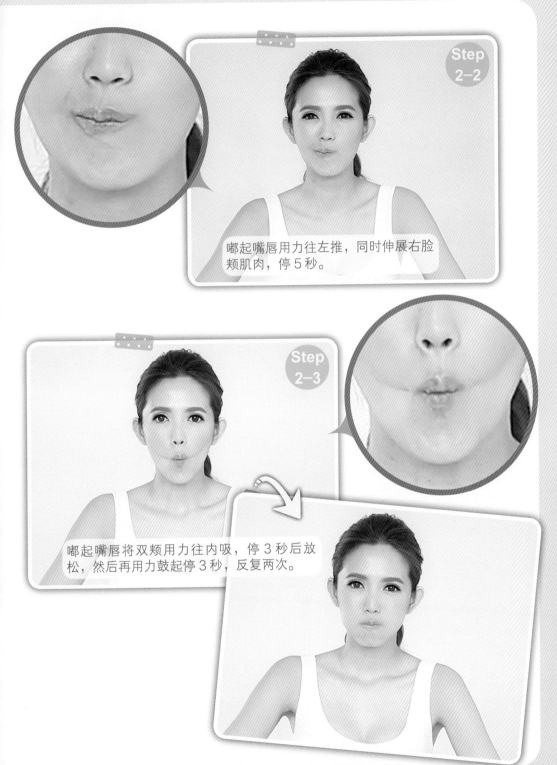

Step 2-2

嘟起嘴唇用力往左推，同时伸展右脸颊肌肉，停5秒。

Step 2-3

嘟起嘴唇将双颊用力往内吸，停3秒后放松，然后再用力鼓起停3秒，反复两次。

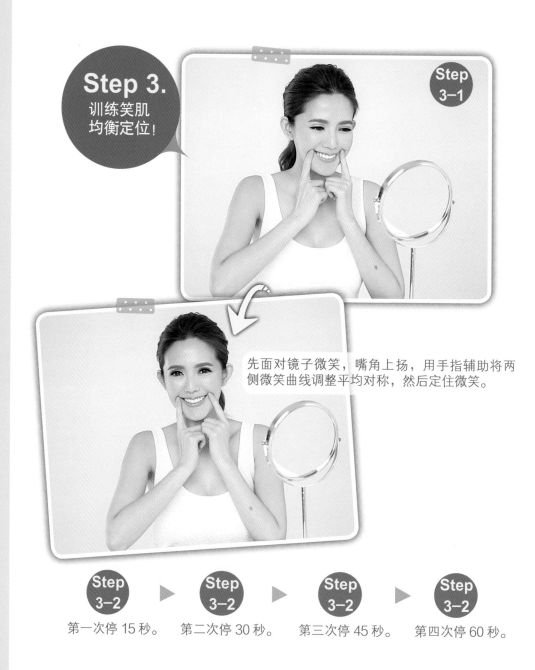

Step 3.
训练笑肌
均衡定位！

Step
3-1

先面对镜子微笑，嘴角上扬，用手指辅助将两侧微笑曲线调整平均对称，然后定住微笑。

Step
3-2

Step
3-2

Step
3-2

Step
3-2

第一次停 15 秒。　第二次停 30 秒。　第三次停 45 秒。　第四次停 60 秒。

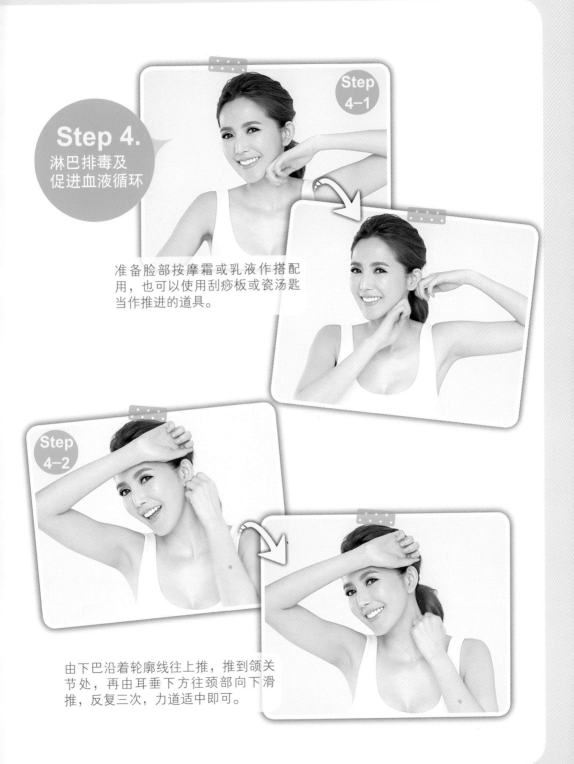

Step 4.
淋巴排毒及
促进血液循环

Step
4-1

准备脸部按摩霜或乳液作搭配
用，也可以使用刮痧板或瓷汤匙
当作推进的道具。

Step
4-2

由下巴沿着轮廓线往上推，推到颌关
节处，再由耳垂下方往颈部向下滑
推，反复三次，力道适中即可。

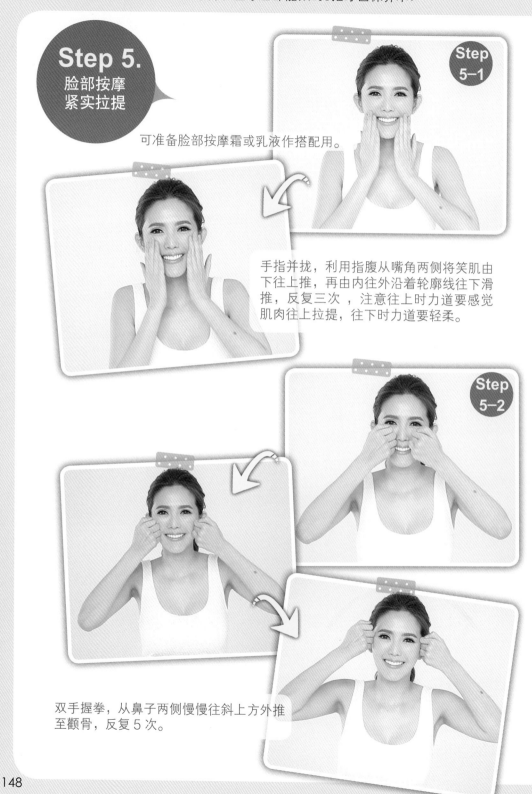

Step 5.
脸部按摩
紧实拉提

可准备脸部按摩霜或乳液作搭配用。

Step 5-1

手指并拢，利用指腹从嘴角两侧将笑肌由下往上推，再由内往外沿着轮廓线往下滑推，反复三次，注意往上时力道要感觉肌肉往上拉提，往下时力道要轻柔。

Step 5-2

双手握拳，从鼻子两侧慢慢往斜上方外推至颧骨，反复5次。

吞咽训练

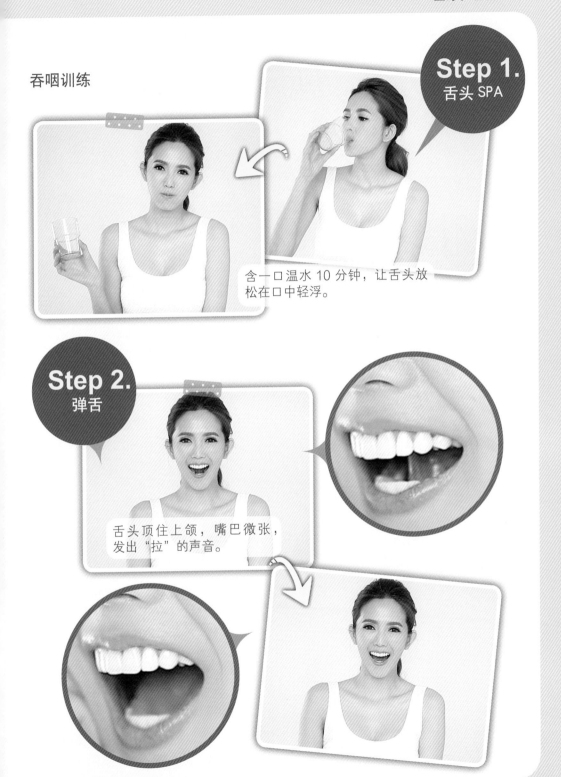

Step 1.
舌头 SPA

含一口温水 10 分钟，让舌头放松在口中轻浮。

Step 2.
弹舌

舌头顶住上颌，嘴巴微张，发出"拉"的声音。

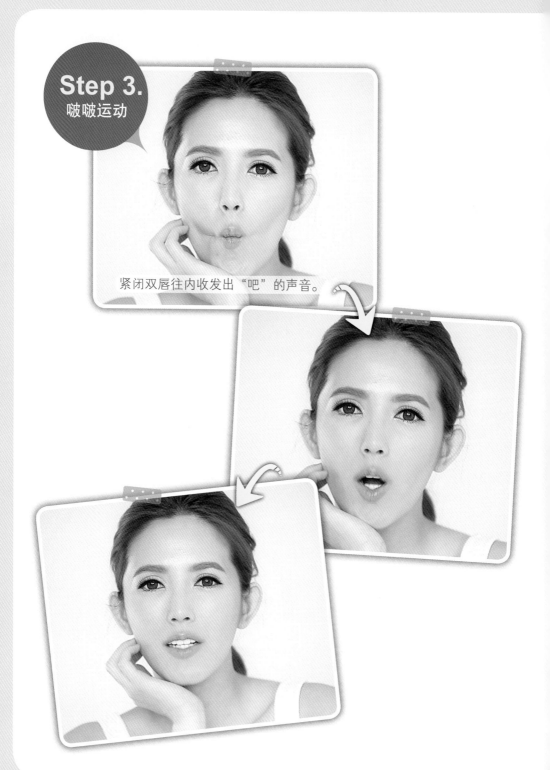

Step 3.
啵啵运动

紧闭双唇往内收发出"吧"的声音。

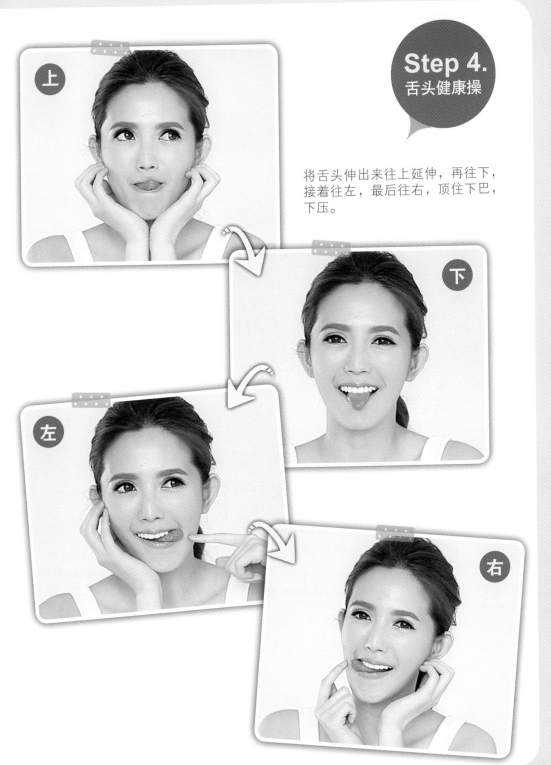

Step 4.
舌头健康操

将舌头伸出来往上延伸，再往下，接着往左，最后往右，顶住下巴，下压。

上

下

左

右

B 微笑弹力小脸操,到底有什么功能?

肌肉功能矫正

下颌肌兼具咬合、说话、口水与改变表情等多种功能。下颌肌的形态可以决定下巴的形状,也是决定脸型的主要部位。吸吮式的吞口水与习惯性的嘟嘴,都容易造成下唇凹陷、嘴唇外翻与下门牙区内挤。有些人经常处于紧张状态,造成下颌肌内缩,抑制下颌的发育,容易造成下巴太短、下颌发育不良,而间接导致暴牙。这些结果也可能会造成发音障碍与口齿不清的问题。

因此,如果使用微笑弹力小脸操,搭配舌头功能训练一起进行,就能够达到放松肌肉、帮助牙齿排列与脸型发育、让表情柔和的效果!

改善血液循环

现在的人常常坐着、少动,血液循环不佳是许多人共同的问题。有些人不只是在身体方面,甚至脸部的血液循环都不太顺畅,让脸看起来僵僵的。幸好,微笑弹力小脸操没有什么年龄限制,不管是什么年纪的人,只要有空都可以多做,对脸部血液循环有不小的帮助,而且还可以让脸部肌肉更活络、更有弹性。

训练口部肌肉,以改善轮廓

微笑弹力小脸操对曾做过牙齿美容的患者尤其有帮助。为什么呢?因为做过牙齿美容后,牙龈部分的轮廓等于是有被调整过,而我们原本的肌肉其实有"记忆",原本覆盖的张力有多大,其实还一时无法改过来。于是,我们就可以透过微笑弹力小脸操的训练,让口周围的肌肉、口轮匝肌更有弹力,也更能在牙龈上服服帖帖。这样微笑曲线也会更漂亮!所以,无论你有没有做过牙齿美容,常做微笑弹力小脸操还是可以带给你好看的轮廓,甚至因为肌肉较为服帖,还能连带地带给你粉嫩的苹果肌。

减少法令纹

原来做小脸操还能减少法令纹？没错！其实法令纹除了年纪变大造成外，很大一部份是因为"表情"造成的细纹。平时太固定的表情会让法令纹附近的肌肉失去弹力，而脸部肌肉也会逐渐习惯褶纹的存在。因此，脸部多做体操，多多少少能够帮助减少法令纹。

改善口腔健康

别以为你觉得自己的脸还很有弹性，做微笑弹力小脸操就没有意义！就算脸部看起来还是很健康，内部的牙齿、牙床，也就是表情肌内层的骨架，或许已经悄悄在改变之中。这时，你就更需要做微笑弹力小脸操，让骨架忘掉以前旧的"记忆"，重新贴合新的骨架，笑起来微笑的唇形和嘴形都会比较好看喔！

微笑弹力小脸操无论从外表上、健康上都有很多的好处，而且一天只需要花不到 10 分钟的时间。当然，如果只做几天就荒废了，是看不到明显效果的，建议大家持之以恒地做，同时也在饮食上、生活中小心保养牙齿，相信不久后就能看出微笑小脸操的厉害了。

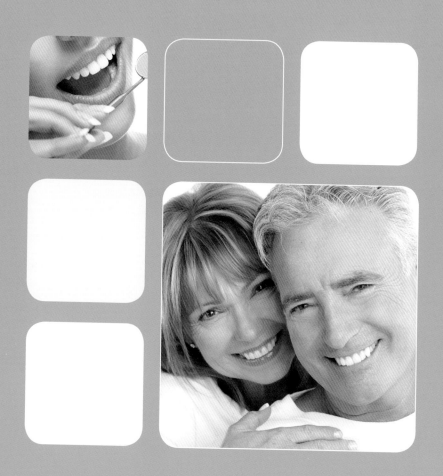

Part4

家家有本难念的牙齿经

——整牙矫正Q&A全收录，原来你的牙齿也有同样的问题？

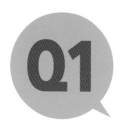

不管年纪多大，都可以整牙吗？

"我 70 岁，现在再整牙，来不及了吧。"

"我 16 岁，我的牙齿还在发育中，正好趁这个时候去整牙。"

A： 其实这两个人的观念都不对！比起 16 岁的年轻人，反而是 70 岁更适合整牙。专业诊所甚至会建议，整牙最好要等到 18 岁以上再整。这是因为大部分的青少年在 18 岁以前，脸部的骨骼肌肉还没有发育成熟，脸型甚至还会改变，所以大概等到 20 岁出头再来整牙比较合适。不过，这并不是说 18 岁以下的年轻人一定都不能整牙喔！有些人在 18 岁时正在拓展交际圈，正是最需要自信的时刻，如果真的有这个需求，还是可以用整牙来恢复美观与自信。

至于整牙的年龄有没有上限？并没有！在我们的诊所，年龄最大的患者甚至有七十几岁的，只要心境够年轻、愿意不怕麻烦地追求年轻的笑容，就可以整牙，也可以搭配一些医美方面的微整形（如拉皮之类）来做辅助，让效果更好。别忘了，我们的牙齿、牙床是最重要的骨架，没有了牙齿，脸就会垮下来，再怎么做拉皮，效果也不好，因为骨架都塌了，打玻尿酸、拉皮也都只是治标不治本，脸看起来就不够年轻！所以如果先利用整牙搭配拉皮，才能达到最好的效果。

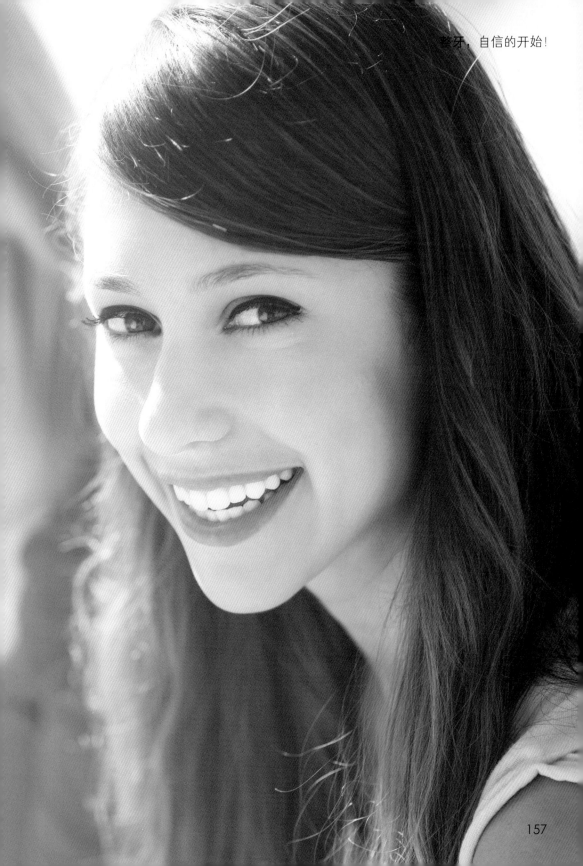

Q2 年轻人和老人整牙 有什么不同之处吗？

A： 　　年轻人除了少数特例外，一般不会有严重的咬合过低或是缺牙，大部分都是在发育过程中咬合习惯不好，导致牙床有点歪斜，或没那么对称。而年纪大的人则可能有缺牙或牙釉质磨耗的问题，以及咬合严重不正。因此，既然两者的症状不太相同，那么整牙的方式当然也不同了。不过，需要花费的时间则是都建议在牙齿与牙周问题都健康后，再进行美观部分的改善：若是牙龈微整的小手术，恢复期大概一周到一个月，如果有进行咬合重建或植牙手术，就要等 1～3 个月适应了以后，才会做真正的假牙上去。

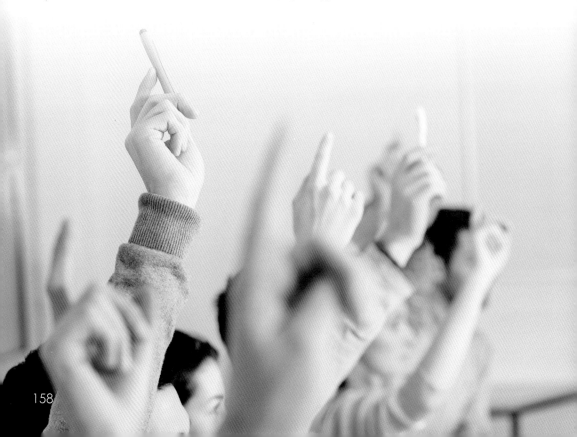

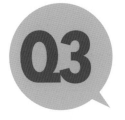

矫正，
非得要拔牙不可吗？

"我表哥有戴矫正器，可是我问他拔牙痛不痛，他却说不知道，他也没拔过。他在唬我吗？"

A： 不！"矫正就要拔牙"这个观念是不对的！那为什么大家常会认为矫正一定要拔牙呢？这是因为许多要做矫正的人由于牙齿过度拥挤，牙弓上面的位置不够，其他牙齿才会因此移位，美观上也才会出问题，所以为了能够成功把牙齿排列整齐，就必须拔牙。打个比方来说，这就像是一张椅子只能坐 5 个人，却有 6 个人硬挤在上面，每个人当然就无法坐得整齐。这时，就必须要请 1 个人起来，大家才能排排坐好来。

像这样的情形，如果硬是不拔牙，还要求医师帮你把牙齿排整齐，这是很强人所难的。不过，并非每个需要矫正的人都有这样的问题。有些人的牙齿可能只有一二颗特别暴、特别歪，这时就不用拔掉其他的牙齿，而是针对这几颗歪牙作调整就好。也就是说，虽然的确有很多矫正的人需要拔牙，但并不是每个案例都需要拔牙哦！

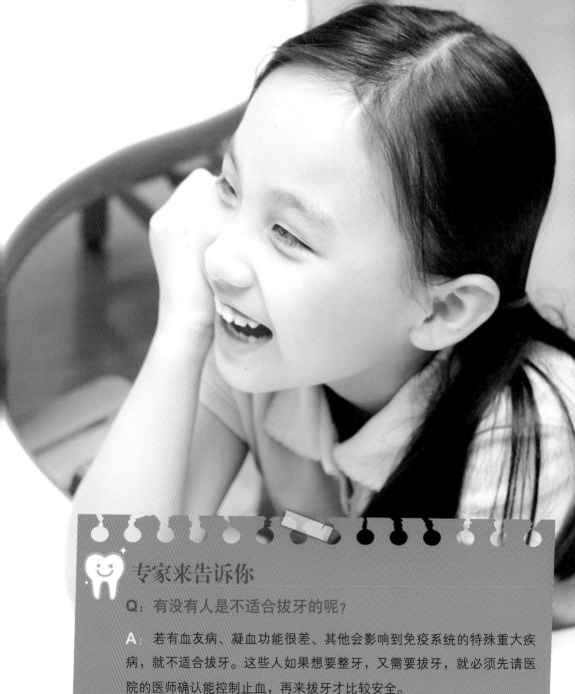

专家来告诉你

Q：有没有人是不适合拔牙的呢？

A：若有血友病、凝血功能很差、其他会影响到免疫系统的特殊重大疾病，就不适合拔牙。这些人如果想要整牙，又需要拔牙，就必须先请医院的医师确认能控制止血，再来拔牙才比较安全。

Q4 整牙，
非得要拔牙不可吗？

"一听到整牙，感觉好像一定会拔牙，可是我真的很不想拔牙，怎么办？"

A：
　　如同矫正不一定要拔牙一样，整牙也不是非要拔牙不可，通常会必须拔牙，是因为牙齿过度拥挤的问题，跟矫正需要拔牙的原因是一样的，在这种情况下，只有拔牙才能真正解决问题。不过在整牙之前，应该与你的牙医好好讨论你的问题，除了讨论牙齿问题，也要包括自己能够配合的时间长度，价格的问题等。建议一开始就需要和医师说清楚：我想要改变多少？我想要花多久的时间？我有多少预算？和医师诚实沟通后，了解自己应该要接受的疗程，你也能清楚知道自己究竟该去诊所几次、大概需要花多少钱，这才是一个适合自己且没有压力的整牙疗程。

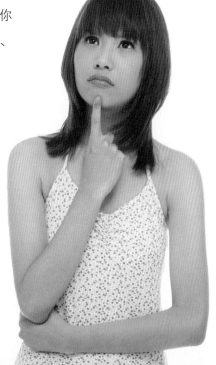

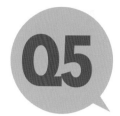

只有一颗坏牙出问题，
需要动到一整口的好牙吗？

"我的牙齿只有一颗是坏的，所以我整牙也只需要动这一颗就好。"

"我的牙齿只有一颗是坏的，可是要是只动这一颗，大家应该会很容易看出来，所以我还是全部的牙齿一起整一整好了。"

A： 其实这两种极端都不一定是最适合你的选择。如果坏掉的这颗牙齿发生的位置是在比较后面的牙齿，你可以单纯治疗这一颗就好，因为反正其他人也看不清楚。但如果这颗坏牙刚好非常不幸地就是你的门牙，例如跌倒撞断，或只有这一颗蛀得黑黑的，那该怎么解决呢？

一般来讲，医师会先提议要单独处理这一颗，因为坏掉的也只有这一颗。然而，我们要知道，一颗假的牙齿要做得跟旁边的真牙很相似，其实是有非常大的难度。这是因为我们人有"视觉对称的美感习惯"，即我们如果看到单颗、没有互相对应的东西，就会觉得它明显怪怪的。所以一般来讲，医师都会建议做对称的牙齿，也就是"双颗"：如果坏掉的是一颗门牙，我们会建议两颗门牙一起处理，这样在自然度或色泽上都比较好搭配。而如果刚好有齿质上的状况，或颜色上想改变、形状上想改变，也可以趁这个机会请医师在美感上顺便帮你一并处理。当然，如果你觉得健康就好，颜色与形态和稍有不对称没有关系，也是可以只处理一颗坏牙，不用去讲求对称，医师也不会勉强你。

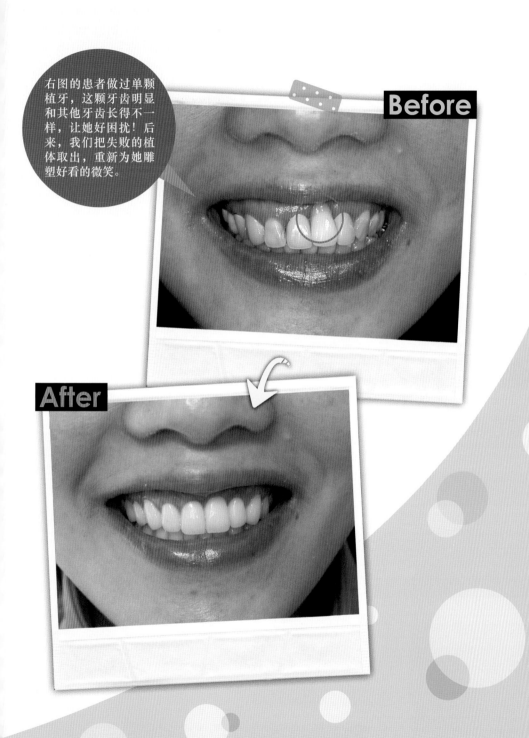

右图的患者做过单颗植牙，这颗牙齿明显和其他牙齿长得不一样，让她好困扰！后来，我们把失败的植体取出，重新为她雕塑好看的微笑。

Before

After

Q6 整牙要多久回诊一次?

"做完整牙，再也不用回到牙医诊所了，真开心。"

A: 　　想必很少会有人这么天真，真的以为整牙是一劳永逸的。定期回到诊所给医师检查还是很重要的! 究竟要多久一次? 我们要提醒整牙的朋友们，如果有经过瓷冠美容或或其他的咬合调整的改变，那么诊所会非常注重你咬合的适应度。因此，在做完整牙之后的第一周、第二周，如果发现咬合有什么状况，如吃东西、讲话或在动嘴巴的时候，发现上下的牙齿会顶到或撞到，都必须立即回诊。首先，人有适应性，如果一直放任这样的状况不管，久而久之牙齿会自动调整去配合，最后还是又落得牙齿歪斜的下场。再来，如果不断地放着它磨擦碰撞，牙根可能也会产生问题，所以请一定要听从医师的指示，一周内回诊确认，否则可能会造成之后瓷冠的损伤破损，这是非常重要的!

　　除了一开始最重要的这周以外，接下来也要每半年回诊，做一次定期的检查，看看整牙后的牙齿有没有什么不该出现的变化。做过矫正，或牙齿容易移动，咬合不稳定的人，做完整牙后最好配戴咬合板，防止牙齿出现变化或位移。

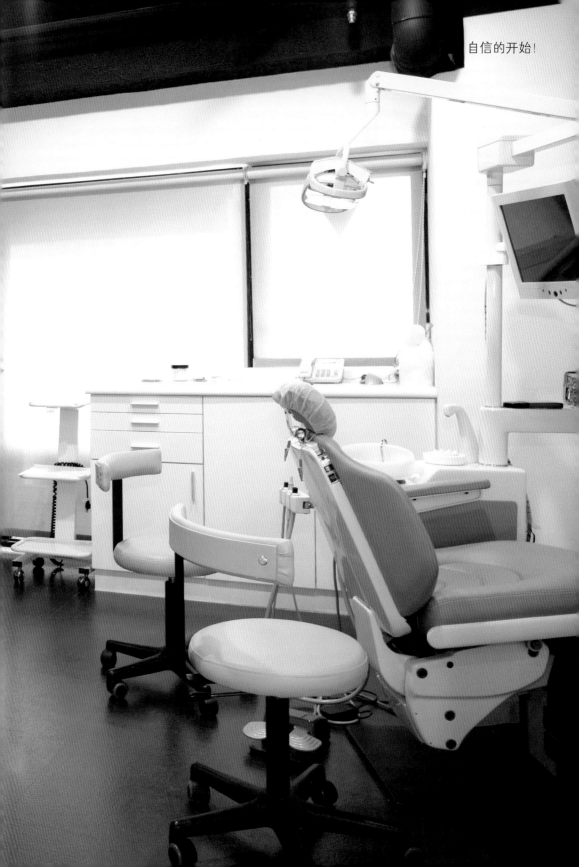

自信的开始！

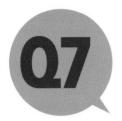

我不是已经做了全瓷冠／水晶贴片了吗？怎么还这么丑、不自然？

A： 这问题，是很多人心中的疑惑，甚至是痛！很多有良好整牙观念的患者，却没遇到符合期待的专业美感牙医，再加上坊间美容瓷冠、贴片甚至手术的名称炫目、花样百出，常让消费者不知如何选择，甚至以为是同一种技术，所以当然不是只要名称雷同或相同，甚至听起来很厉害，就能保证医疗质量。所以要再次提醒大家，最重要的是专业牙科医师对微笑比例的美感技术，与敏锐度和丰富的经验值，才能帮患者真正找到适合的齿形。

因此，改变之前，找对专业医师，做完整的沟通，并审视是否有与自己相似情形的真实案例，再做决定，而非只是被艺人美美的照片所吸引，更不要再盲目指定订做"林志玲"或其他名模名人的牙齿！真正具美感与专业的牙医师，应该是要依据每个人的牙弓齿形条件，

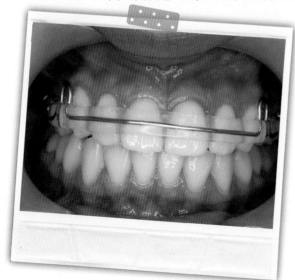

来呈现个人专属的个性与特色，而不是拿出一堆模型，让你挑选想做哪位艺人或名模的牙齿。

术前应与专业牙科医师沟通，而非单与客服或咨询人员比价。相信专业，选对专业，真的很重要，毕竟健康不能重来，美丽不要冒险，满意的微笑才是最实惠的医疗经验。

Q8 如果不想戴矫正器，有没有其他的矫正方式？

A： 矫正其实严格来说还是要戴矫正器才行，只是可以选择比较美观的矫正器。现在的矫正器因为时代的进步，愈来愈美观。现在的人或许很难想象，很久以前的矫正器还不只要戴在口中，有时需要借助戴"头套"及口外拉钩来提供更大的矫正拉力，看起来像是科学怪人似的。之后，进化成在牙齿上绕上钢线与搭配迷你骨钉协助矫正速度的缩短，也就是目前普遍所知的"牙套"。后来，人们觉得要在牙齿上缠二三年钢线，外观实在不美，难以忍受。因此，许多钢线的设计已尽量透明，让人看不清楚，但多少还是会有铁丝缠绕，而这个铁丝缠绕的部分却还是会让很多爱美但牙齿需要矫正的人怯步。

现在的人普遍追求美观，因此推出了一种新的"隐形矫正"，样子类似矫正后配戴的维持器，但材质比较坚硬，且可以辅助移动牙齿位置，是整个透明的，较为美观。然而，"隐形矫正"并不是所有人都适

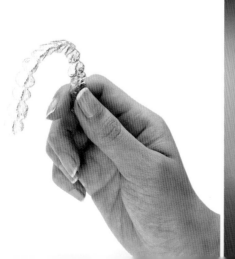
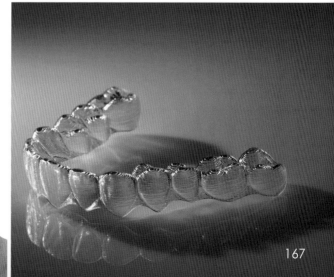

用，只适合牙齿不会过度零乱的人。"隐形矫正"较建议使用于不拔牙矫正，让牙齿不太零乱的人利用慢慢移动的原理改变牙齿的位置。依照患者的条件，每一至二周不等的时间，就会换新的透明牙套，用"框"牙的方式改变牙齿的位置，每一次移动一点，用计算机仿真牙齿预定的移动范围，并调整每一次移动的角度。所以整个矫正过程耗时较久。

"隐形矫正"和传统矫正比起来，费用比较贵，因为制作成本比较高。整个疗程下来需要换掉好几十个透明的牙套呢！每个牙套都是为你量齿定做，要送到国外打造，每次牙齿排列有进步，就不能再回过头戴以前的，也难怪加一加都要 7.56 万元起，几乎和整牙的费用没两样！

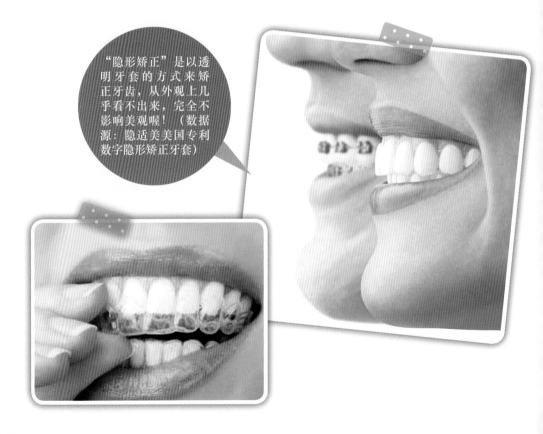

"隐形矫正"是以透明牙套的方式来矫正牙齿，从外观上几乎看不出来，完全不影响美观喔！（数据源：隐适美美国专利数字隐形矫正牙套）

矫正过的牙齿跑掉，还能再矫正一次吗？会不会让牙齿松动不牢靠？

A： 有很多人矫正完之后，都会一时偷懒不戴维持器，结果好不容易排好的牙齿"阵形"又跑掉了。这时，我们会看情况决定是否再次矫正。如果当初的矫正并没有做很久，牙床的状况跟牙根的稳定度都还不错，就可以再局部矫正，把跑掉的牙齿拉回来，或是就地用整牙的方式重建。但如果当初做矫正就做了超过三四年以上的患者则要特别小心，因为矫正做了这么久，有时候牙根会吸收，并因此变短一点，所以牙齿的稳定度也会比较糟，甚至牙床还会有些萎缩，这些人就不适合再次矫正。

为什么做完矫正后有时牙根会变短呢？当矫正拉扯的时间太久、力量过大，矫正完之后牙根就会变短，而这个我们就称为"生理性牙根吸收"。例如假设你的牙根原本有 1 厘米长，矫正完变成 0.8 厘米或 0.7 厘米，这就是所谓的生理性牙根吸收。比较长的牙根在骨头里面的支撑度就会比较好，而一旦牙根变短，稳定度就会比较差一些。因此，若矫正时间较长，可以请医师帮你多注意观察牙根会不会吸收，甚至适时停止矫正，以免对牙齿未来的稳定度造成影响。

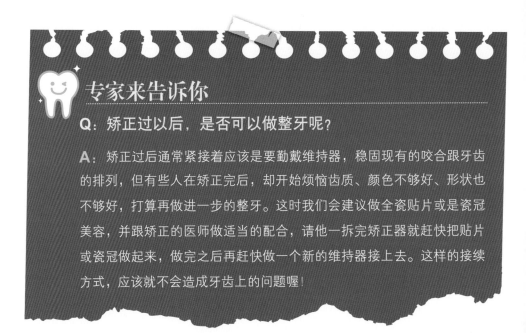

专家来告诉你

Q：矫正过以后，是否可以做整牙呢？

A：矫正过后通常紧接着应该是要勤戴维持器，稳固现有的咬合跟牙齿的排列，但有些人在矫正完后，却开始烦恼齿质、颜色不够好、形状也不够好，打算再做进一步的整牙。这时我们会建议做全瓷贴片或是瓷冠美容，并跟矫正的医师做适当的配合，请他一拆完矫正器就赶快把贴片或瓷冠做起来，做完之后再赶快做一个新的维持器接上去。这样的接续方式，应该就不会造成牙齿上的问题喔！

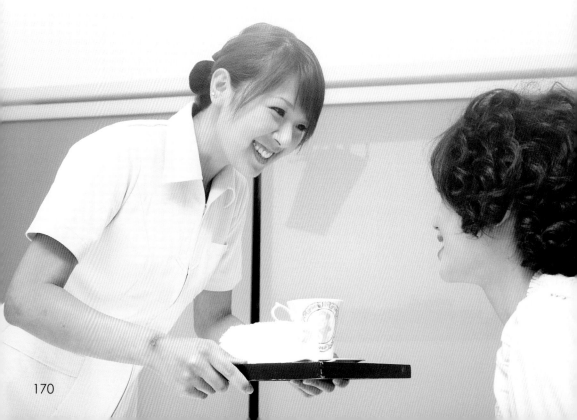

Q10 整牙可以改善 哪些牙龈问题？

"我的牙龈很难看，可是都只看到有矫正牙齿，没看过矫正牙龈的，这样我们这些少数人太可怜了吧！"

"我的牙龈外露得很明显，可是我还真的不知道这个可以看哪一科，我一辈子都只能这样了吗？"

A： 先别自暴自弃，牙龈和牙齿是连在一起的，有办法整牙，就有办法整牙龈。牙龈外露有几种状况：有的人是笑起来嘴唇会翻起来，或只有上唇变薄，也一样翻起来。遇到这种情况，我们会选择用"上唇定位术"的方式：嘴唇翻起来的地方跟牙龈中间有个"牙龈系带"，我们可以改变牙龈系带的长短，让它不会一笑起来就翻开这么大。

如果是要调整牙龈裸露的长度，就比较简单，用"激光牙周整形术"即可很精准地切割牙齿漂亮的比例线条。所谓漂亮的比例是多少呢？我们有个"完美比例"是 1：0.618，医师会照这样的微笑曲线来帮你设计牙龈该出现多少。

那如果是骨头很多，造成牙龈暴出来的人呢？，其中一种状况是骨头肥厚增生，我们可以用激光来切除，而且恢复也很快，并能够改善暴牙的状况；但有一种是牙齿正好长在骨头外面，我们就无法改善它的厚度，但仍然可以改善微笑的长度。

Q11 除了改善牙龈裸露的问题，整牙也能改变牙龈过黑的问题吗?

"我的牙龈看起来很明显地黑，不认识我的人还以为我是一个老烟枪，实在很冤枉！看起来真的很不美观，但有办法改善吗?"

A: 答案是可以的！除了能够改善牙龈裸露的问题，我们还可以改善牙龈的粉嫩度，因为牙龈也是组织的一部分，可以用激光把黑色素除掉，所以有一些老烟枪或是因血液循环不好而让黑色素在牙龈上明显沉淀的人，就可以用激光的方式来美容，让牙龈变成原来的粉嫩色。不过要注意的是，如果做完激光没有戒烟，粉嫩的牙龈还是会黑回来喔！

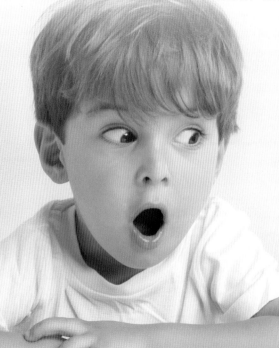

牙龈粉嫩度的术前术后比较1

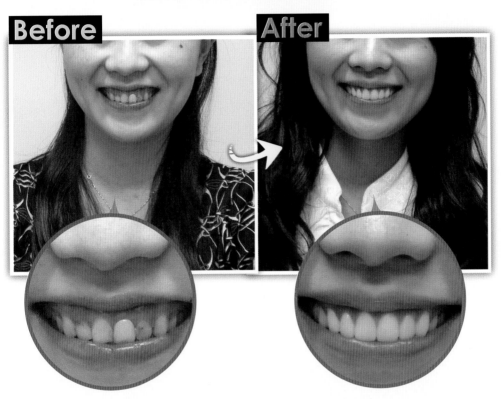

牙齿和假牙颜色不均与牙龈外露太多、颜色过黑，显得过熟与老气！

术后恢复牙龈粉嫩度！

专家来告诉你

Q： 一开始怎么会发明牙龈手术呢？

A： 牙龈手术最初的源头是在治疗牙周病。有些人的牙周病比较严重，需要切除一些牙龈的组织，但后来我们在手术过程中发现，有些病患切除牙龈的某些部位后，笑起来变好看了，因此我们后来慢慢将这个技术运用到美学的部分。

牙龈粉嫩度的术前术后比较2

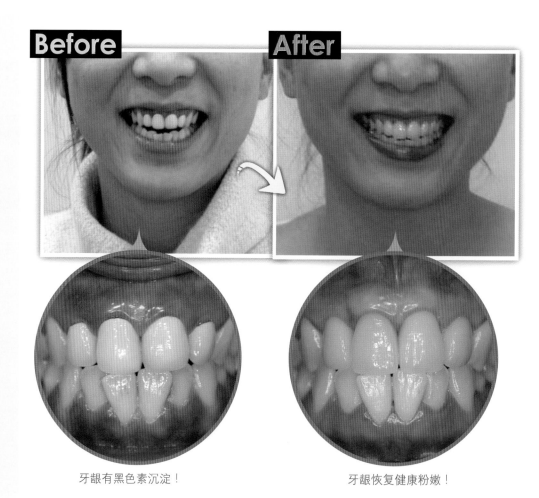

牙龈有黑色素沉淀！

牙龈恢复健康粉嫩！

牙龈粉嫩度的术前术后比较3

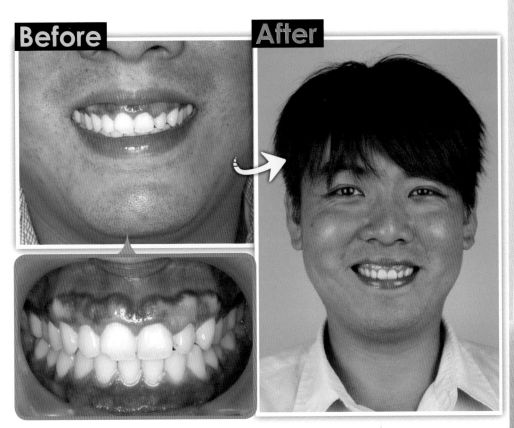

Before

After

牙龈黑色素沉淀明显！

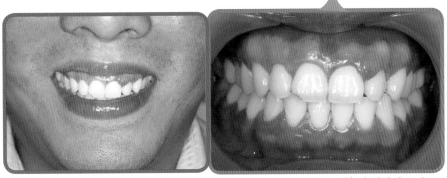

牙龈看起来清爽多了！

Q12 我的牙齿乱，鼻子也不够挺，想要嘟嘟唇，下巴也太短，我已经有做医美的打算，要先做哪一样呢？

A： 建议你先找专业具美感的牙科医师咨询，再进行你的变美计划，或许会事半功倍喔！因为牙齿变美了，下半脸的轮廓五官也跟着精致、立体！

当许多人忍着疼痛去削骨、隆鼻，忙着去打肉毒杆菌、玻尿酸，却不见成效时，不妨先找具美感牙科医师，其实有时候原因很简单，只要矫正牙齿咬合与齿列整齐后，这些问题就都可以解决了。很多患者都说，美齿重塑之后，不但改善了大小脸问题，而且下巴出来了，鼻梁也变挺了，朋友都质疑自己是不是偷偷做了整形手术！

如果你的咬合方式不正确，牙齿就会像是骨牌效应一样，一颗接着一颗倒，导致牙床变形。这有时候不是患者自己就可以判断出来的，看前排的牙齿很美观，但后排的牙齿却已经开始影响到脸型。有时觉得鼻子太塌，其实是因为上排牙床太暴或牙齿太突，而有此错觉，当牙床修整，牙齿排齐之后，鼻形就会变得较为立体，另外当下排牙齿过度后缩或咬合高度过低时，整个下巴会显得后缩变短，一旦整牙，恢复适合的正常高度后，其实下巴自然会挺出。而整牙能做的不只是整理单颗牙齿问题，而是运用美齿曲线的重塑，达到下 1/3 脸部轮廓美丽的改变，不只是正面美齿，侧面的轮廓也跟着变美了！

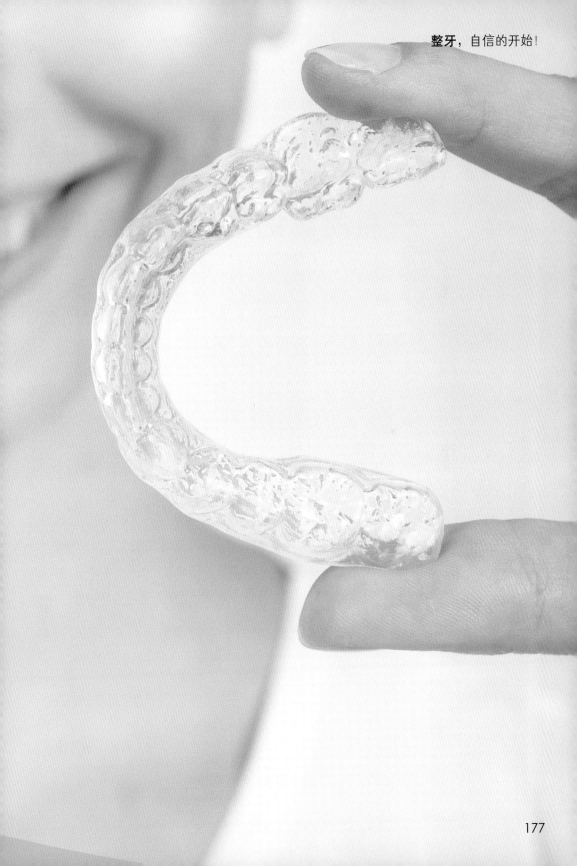

Q13 最好是满 18 岁之后再做 "矫正" 和 "整牙" 吗？ 有所谓的治疗黄金期吗？

"我听说隔壁邻居的孩子以前 5 岁的时候就已经在带矫正器了，是不是矫正必须要在学龄前矫正比较好？"

"昨天与家人聚餐，年纪大了，牙齿也快咬不动了，面对美食，好想要有一口健康的牙齿，也想要让牙齿看起来洁白些，不知道整牙适不适合年长的人？"

A: 由于需要矫正的原因不同，所以会有所谓不同的最佳诊疗期，例如有些孩子如果因为先天性的特殊状况（如遗传性暴牙或戽斗），或者不良生活习惯，如兔唇或是经常性吸手指造成的牙弓问题，这些特殊状况，建议在学龄前进行矫正。但这不代表若是成人有以上问题，就因为过了最佳诊疗期而不适合矫正喔！只是如果能在学龄前及时矫正，将能比较容易控制，因此较可能不必拔牙而已。成人的牙齿皆已长好，所以必须拔牙，再慢慢将凌乱、拥挤的牙齿拉回正确的位置，比较麻烦，但还是可以矫正。

那么整牙呢？基本上，医师建议须满 18 岁才适合整牙，因为人满 18 岁之后，牙齿骨骼发育才完整，才确定牙齿不会有什么其他变动，整顿起来比较方便，如果整牙后牙齿又出现变动，对整牙的整体结果将会有影响，也是因为如此，才会建议有牙周问题的人在整牙前，必须先治疗好，否则因为牙周问题而造成牙齿附近的骨头移位，那么预期的整牙效果就没那么好了。

整体而言，是否有所谓的治疗黄金期，应根据每个人的状况而定，更何况现今技术发达，其实不论什么年龄层希望诊疗牙齿，都一定会有适合自己的牙医，通过先进的仪器和专业技术，一定能解决你的牙齿问题，并达到心中想要的的样子，让自己焕然一新。

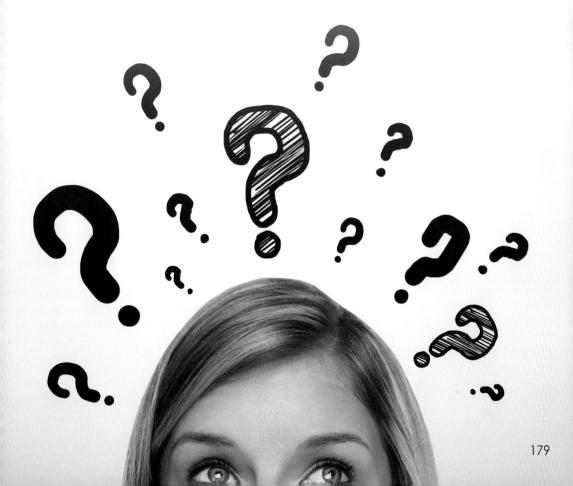

Q14 为什么做完矫正，微笑时反而看不到牙齿呢？

A:

1. 不需要拔牙的患者，医师却当拔牙矫正的 case，造成空间过多，前排牙齿与牙床过度退缩。

2. 需要拔牙矫正的患者，拔牙后所产生的空间，前后分配不当，造成前排牙齿过度退缩。

3. 牙齿排列的弧线和凸度，因医师美感不同，造成视觉上的差异。例如早年的矫正医师认为，平整的牙弓形态才是最美的，现在流行的微笑美感却是主诉门牙要明显有层次并略长，才能突显个人风格与笑容的甜美。

4. 矫正时速度太快或力量过大，时常造成前排牙齿内缩，牙根外暴的状况。

5. 患者本身是牙床骨太暴，牙龈外露，应该先寻求牙龈整形或正颌手术，却选择以矫正治疗者。

以上 5 种分类都是可能造成矫正后内缩的原因，所以选择专业具美感的医师做疗程前的评估，并且事先和医师沟通矫正后的期望效果，才不会造成结果的落差。

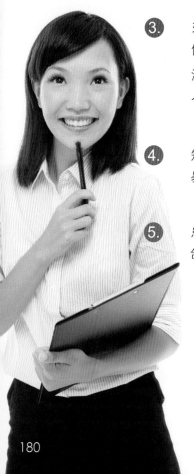

Q15 什么样的人是医师会建议 "一定" 要整牙的呢？

"平常吃东西有点困难，因为我的牙齿实在很难咬碎食物，就也懒得咬，可是我还是真的很不想看牙医！"

"我觉得自己的牙齿虽然有缺陷，但也没什么严重问题，外观上还可以，还需要整牙吗？"

A： 若是已经到了咀嚼困难、牙周病太严重、缺牙太多等状况，影响到正常生活的严重程度了，医师就会告诉你：非整牙不可了！一位专业的医师是可以从你的牙齿"现在"的状况，预见未来5年、10年的状况，所以如果医师检查发现你的牙齿在5年、10年后肯定会变得更糟，就会提出整牙的建议。牙齿的治疗是越早越好，以免问题越来越严重，导致治疗越来越棘手，与其让自己长时间深受恼人的牙痛，以及牙齿问题会间接造成的各种身体毛病，还不如早日选择信任的牙科诊所做检查，尽早做治疗！

而如果你是一个爱美的人，也做过几次的微整形，但还是对自己的脸不甚满意，却也不想在脸上大动刀，那你也许要考虑自己的牙齿是否够美观呢？很多人在请教医师量身打造出黄金比例的微笑曲线之后，身边的人都以为是脸上动了什么呢！但其实只是做了整牙的动作而已。整牙不仅让牙齿变健康，视觉上变美了，也让人变得有自信了！所以从现在开始，快正视你的牙齿问题吧！

Q16 这本书附赠的 28° 微笑黄金比例表要怎么用呢？

A： 依据正常咬合及齿列排列整齐美观的人，统计分析而来的结论，作为打造微笑曲线的依据，就是28°微笑黄金比例表，一般来讲，许多到诊所求助的患者都有"笑不开"的问题。这多半是因为牙齿不漂亮，没有自信，而就算已经经过整牙将牙齿变得好看，肌肉线条却已经养成了习惯，还是没办法像别人一样，一笑就这么漂亮。这种时候，就需要训练。一般来讲，经过半年的"微笑训练"后，肌肉的弹性跟活络度都够了，笑起来才会变漂亮。

这28°是怎么测量的呢？快看看以下简易步骤：

Step1： 手持28°微笑黄金比例表于镜子前，先以人中与两颗上门牙之中线为基准对准纵轴，将上唇的最上端，对准标记①的点上。

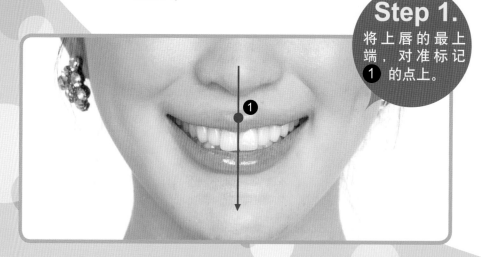

Step 1.
将上唇的最上端，对准标记 ❶ 的点上。

Step2： 露齿（露出80%的上门牙），将下唇的最上端，对齐至标记②的点上。

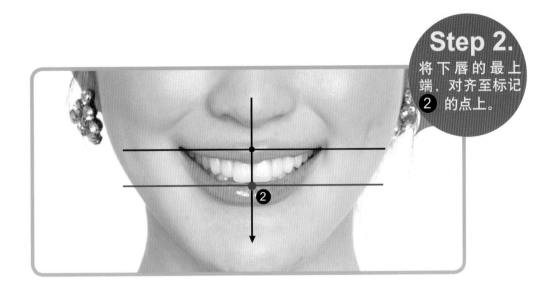

Step 2.
将下唇的最上端，对齐至标记②的点上。

Step3： 用双颊的力气微笑，在不移动点①和点②的前提下，让左右嘴角沿着线③移动至与上水平线的焦点上。维持这个姿势，即可练习最完美的28°黄金微笑！

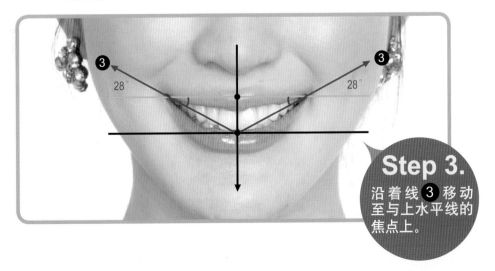

Step 3.
沿着线③移动至与上水平线的焦点上。

Q17 不用动手术，整牙把你的腰酸背痛变不见？

A： 腰酸背痛跟牙齿有什么关系？因为当我们咀嚼时，咬合的肌肉和颈椎、肩膀都是有连带关系的，当咬合一边高一边低，时间久了，左右咀嚼肌用力不均，表情肌也会开始出现不对称的情形，长期经年累月下来，负责肌肉协调作用的自主神经，开始出现不平衡，加上现代人工作压力大及长时间坐姿不当，造成肩颈部的肌肉也会开始出现不平衡与酸痛，腰酸背痛就接着发生，严重时甚至脊椎会跟着侧弯。所以牙齿和腰酸背痛是有间接关系的，很难想象吧？这些患者通常都不知道自己的腰酸背痛最初的导因是因为咬合不正造成的，可能会去做复健、治疗，但却都无法根治，因为根本的问题没有解决。所以牙齿的问题不仅仅单纯只是牙齿的问题而已，还可能影响形成身体上其他的毛病，因此对健康来说，牙齿的保健是绝对不可以忽视的一环！

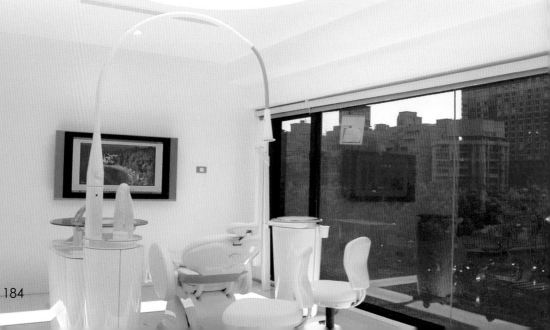

Q18 糖尿病控制不好，其实是因牙齿而引起的？

"糖尿病跟牙齿有关系？我有听错吗？"

A： 你没听错。根据台大医院的研究报告指出，糖尿病患者罹患牙周病的概率是正常人的 3 倍，原因是末梢血管神经较为迟钝、血液循环不良以及溶解牙周组织的溶胶原蛋白酵素活性增多。糖尿病患者唾液分泌量会减少，相对地对口腔内杂物的清洁效果也会降低。此外，糖尿病的高血糖改变了血管通透性，使得患者养分不易输送到牙周，口腔抵抗力降低，牙周问题也会因此恶化。而牙周病菌就趁机经由感染干扰胰岛素的正常作用，加深糖尿病的病况。可见这其实是一个恶性循环，糖尿病会让牙周病变严重，牙周病也会让糖尿病变严重。这是一种双向的影响，就像鸡生蛋、蛋生鸡一样，因此糖尿病与牙周病若能同时治疗，病情也能同时改善、效果更好。临床上发现，一边用深度牙根整平去毒治疗牙周病，一边结合短期抗生素治疗糖尿病，不但对糖尿病患者的血糖控制有很大的帮助，牙周病也明显不再恶化，可以说是一举两得！

Q19 胃病其实是因牙齿而引起的？

A: 食物经过分解，被肠胃吸收，需要一定的时间。如果没有经过门牙的切断、虎牙的撕裂、臼齿的磨碎这些动作，肠胃就需要更辛苦地分解与吸收食物，负担非常大。

牙齿分解食物，通常要2～3个小时，胃就会吸收养分完毕，食物接着进入大肠与小肠。若牙齿未能好好分解食物，胃部就需要花更多的时间去吸收，而食物停留在胃部的时间也就愈久，产生的胃酸、

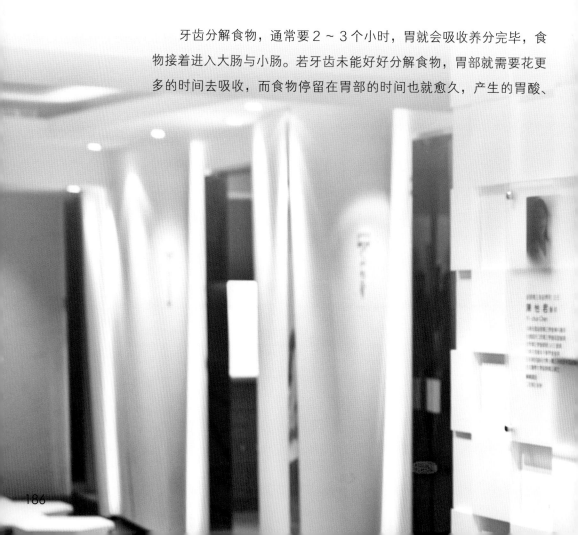

腐坏的细菌就会愈多，所以对肠胃道就愈来愈不健康啦！那也是为什么胃病其实是因牙齿而造成的，因此有胃病困扰的人，可以去检视一下自己的牙齿状况，可能是因为缺牙的关系，长期不正确咬合，造成了其他的牙齿跟着移位、败坏，牙齿移位了，分解食物的负担当然也变得愈来愈大了，胃病就开始找上你了哦！

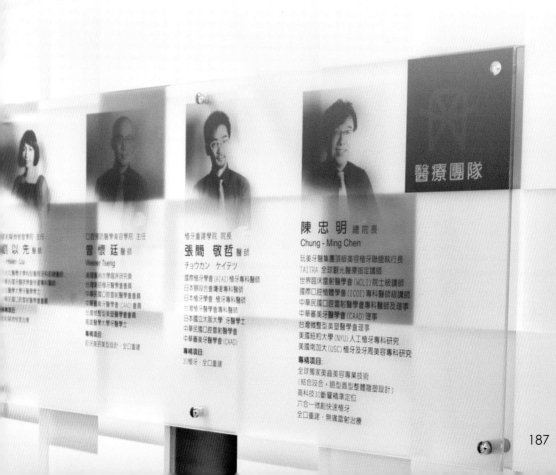

Q20 如何评估自己该不该整牙？

A： 颜色和整齐度，是可以初步自我检视的项目，当然如果有缺牙或有其他的功能健康问题，更要寻求专业牙科医师的协助。但是现在牙齿的重建，不单单是健康的追求，美丽牙齿更是社交的基本礼仪，而且牙齿变美的同时，甚至有意想不到的微整形效果。

在治疗之前，细心完整的咨询非常重要。医师应该要依照患者的工作、生活方式，选择整牙的方式，或依个人脸型、肤色量身定做的快速美容瓷冠与贴片，用最有效率的方式来改善。

脸部肌肉线条与骨骼的关系就如同葡萄藤理论：我们的肌肉覆盖着我们的轮廓，而所谓的"轮廓"就是骨骼线条。牙齿及牙床上下颌骨也算是脸部下 1/3 的骨骼线条之一，轮廓的一部分。因此，牙齿无论是外展或内缩，都会影响你的轮廓线条。有些患者在整完牙以后，因为暴牙改善了，在视觉上反而有让鼻子变挺的效果，因为重建了年轻与正确的咬合高度，而让脸型变为瓜子脸。所以事先的专业评估非常重要，在医美微整发达的现在，更要清楚自己在意的脸部五官，是哪里出了问题，牙齿的不整齐与咬合状况，或许才是影响下 1/3 脸部曲线的真正关键！别再盯着鼻子、嘴唇或下巴不满了，快快找专业美齿医师检视你的牙齿问题！

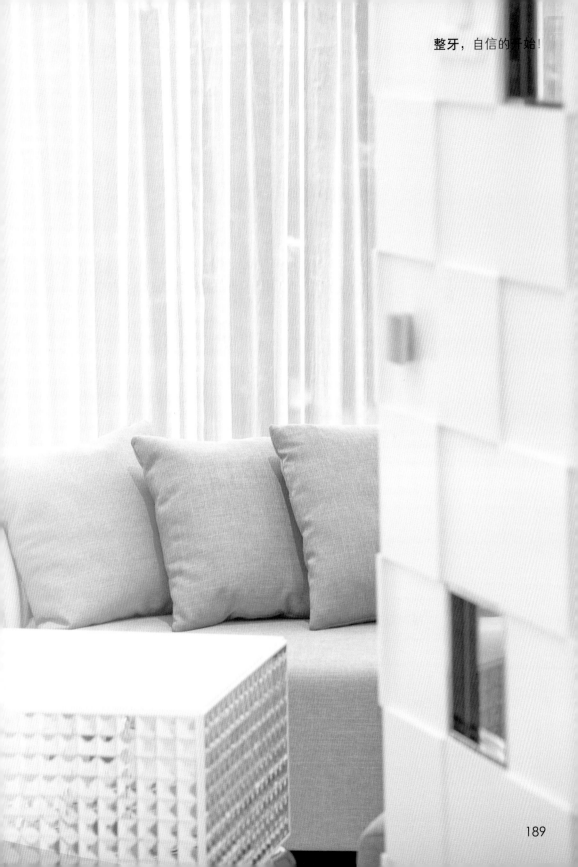

Note

图书在版编目（ＣＩＰ）数据

整牙，自信的开始 / 陈忠明著. -- 长沙 ： 湖南科学技术出版社，2019.7
ISBN 978-7-5710-0029-5

Ⅰ. ①整… Ⅱ. ①陈… Ⅲ. ①口腔正畸学－基本知识Ⅳ. ①R783.5

中国版本图书馆 CIP 数据核字 (2018) 第 272576 号

本书通过四川一览文化传播广告有限公司代理,经资料夹文化出版事业有限公司
授权出版中文简体字版

ZHENGYA ZIXIN DE KAISHI

整牙，自信的开始

著　　者：陈忠明
责任编辑：何　苗　王　李
出版发行：湖南科学技术出版社
社　　址：长沙市湘雅路 276 号
　　　　　http://www.hnstp.com
湖南科学技术出版社天猫旗舰店网址：
　　　　　http://hnkjcbs.tmall.com
邮购联系：本社直销科 0731-84375808
印　　刷：长沙超峰印刷有限公司
　　　　　（印装质量问题请直接与本厂联系）
厂　　址：宁乡市金洲新区泉洲北路 100 号
邮　　编：410600
版　　次：2019 年 7 月第 1 版
印　　次：2019 年 7 月第 1 次印刷
开　　本：710mm×1000mm　1/16
印　　张：14
书　　号：ISBN 978-7-5710-0029-5
定　　价：49.80 元